"十三五"国家重点图书出版规划项目

天津市重点出版扶持项目

"癌症知多少"

新媒体健康科普丛书

肿瘤营养

丛书主编　　樊代明　　郝希山

主　　编　　石汉平　　许红霞

　　　　　　刘凌翔　　巴　一

U0339456

天津出版传媒集团

天津科技翻译出版有限公司

图书在版编目(CIP)数据

肿瘤营养 / 石汉平等主编. —天津:天津科技翻译出版有限公司, 2022.3
("癌症知多少"新媒体健康科普丛书 / 樊代明,郝希山主编)
ISBN 978-7-5433-4107-4

Ⅰ.①肿… Ⅱ.①石… Ⅲ.①肿瘤–临床营养 ②肿瘤–食物疗法 Ⅳ.①R730.59 ②R247.1

中国版本图书馆 CIP 数据核字(2021)第 0182997 号

肿瘤营养
ZHONGLIU YINGYANG

出　　版	天津科技翻译出版有限公司
出 版 人	刘子媛
地　　址	天津市南开区白堤路 244 号
邮政编码	300192
电　　话	(022)87894896
传　　真	(022)87893237
网　　址	www.tsttpc.com
印　　刷	天津海顺印业包装有限公司分公司
发　　行	全国新华书店
版本记录	710mm×1000mm　16 开本　9.5 印张　130 千字 2022 年 3 月第 1 版　2022 年 3 月第 1 次印刷 定价:32.00 元

(如发现印装问题,可与出版社调换)

丛书编委会

丛书主编

樊代明　　郝希山

丛书副主编

詹启敏　　于金明　　张岂凡　　季加孚　　王红阳　　赫　捷

李　强　　郭小毛　　徐瑞华　　朴浩哲　　吴永忠　　王　瑛

执行主编

王　瑛

执行副主编

支修益　　赵　勇　　田艳涛　　秦　茵　　陈小兵

插　画

张梓贤

编　者（按姓氏汉语拼音排序）

艾星浩　　巴　一　　白　冰　　白　燕　　包　旭　　卜　庆

步召德　　蔡清清　　曹　振　　曹家燕　　曹伟新　　曹旭晨

陈　静　　陈　璐　　陈　平　　陈　彤　　陈　伟　　陈　妍

陈　艳　　陈　燕　　陈　宇　　陈翔翔　　陈昌贤　　陈点点

陈公琰　　陈金良　　陈警之　　陈凯琳　　陈可欣　　陈茂艳

陈倩倩　　陈田子　　陈婷婷　　陈希伟　　陈小兵　　陈小岑

陈小燕　　陈晓锋　　陈永顺　　陈育红　　陈昱丞　　陈治宇

陈子华　　陈祖锦　　程　熠　　程亚楠　　迟志宏　　丛明华

崔云龙　崔兆磊　戴　东　丁　超　董　丽　董阿茹　汗娟

董凤齐　董恒磊　董晓璠　杜　娟　杜　强　杜玉娟

段　峰　段梦磊　段振东　范　彪　范志松　方小洁

房　锋　封　磊　冯　莉　冯　劲　冯　丽　冯梦晗

冯梦宇　付　强　高　婕　高　劲　高　明　高　申

高　炜　高　秀　高　岩　高伟健　弓晓媛　宫本法

关海霞　关莎莎　郭　志　郭丹丹　郭婧瑶　郭姗琦

韩　晶　何　浩　何　朗　何　流　何　毅　何帮顺

何江弘　何亚琳　和　芳　贺　斌　贺　瑾　洪　雷

侯秀坤　胡海涛　胡耐博　胡文雪　胡筱蓉　黄　河

黄鼎智　黄慧强　黄金超　黄梅梅　黄敏娜　黄诗雄

黄文倩　黄育北　季　科　季　鑫　季加孚　季耘含

贾　佳　贾晓燕　贾英杰　贾子豫　姜文奇　姜志超

蒋微琴　焦　杰　金　辉　金　鹏　金　希　金　鑫

金　雪　荆　丽　井艳华　阚艳艳　康文哲　孔　学

孔大陆　孔凡铭　孔轻轻　孔雨佳　雷海科　黎　军

李　琛　李　方　李　红　李　洁　李　静　李　娟

李　力　李　玲　李　凌　李　宁　李　圃　李　倩

李　荣　李　薇　李　艳　李　燕　李　洋　李　盈

李　莹　李　勇　李春波　李大鹏　李冬云　李昉璇

李国强　李海鹏　李虹义　李虎子　李惠霞　李慧锴

李慧莉　李家合　李嘉临　李建丽　李静燃　李利娟

李萌辉　李姝颖　李维坤　李文桦　李文杰　李文涛

李小江　李小梅　李晓东　李雅楠　李勇强　李之华

李志领　李志铭　李治中　力　超　梁峰宁　梁　菁

梁金晓　梁晓峰　廖书恒　廖正凯　林　宁　林　源

林立森　林贤东　林晓琳　林仲秋　凌小婷　刘　晨

刘刚	刘昊阳	刘洁颖	刘姗昭	刘涛城	刘巍文
刘妍	刘东伯	刘东明	刘冬妍	刘兵城	刘博利
刘长富	刘宏根	刘慧龙	刘家成	刘端祺	刘合利
刘红利	刘盼盼	刘荣凤	刘少华	刘嘉寅	刘俊田
刘凌翔	刘彦芳	刘艳霞	刘耀升	刘潇濛	刘晓园
刘筱迪	卢仁泉	卢小玲	卢致辉	刘云鹤	刘云涛
刘志敏	陆舜	陆苏	路娜	鲁军帅	鲁苗苗
陆鸣	马虎	马帅	马薇	吕强	罗迪贤
罗志芹	马蔚蔚	马雪玲	孟晓敏	马翻过	马福海
马婷婷	宁晓红	牛文博	潘杰	牟睿宇	穆瀚
聂蔓	秦磊	秦健勇	邱红	齐立强	齐文婷
强万敏	饶群仙	任越	任大江	邱录贵	曲秀娟
瞿慧敏	单玉洁	邵欣欣	邵志敏	荣维淇	汝涛
沙永生	沈倩	沈文斌	施咏梅	佘彬	申鹏
沈琦	石汉平	司同国	思志强	石晶	石倩
石燕	宋亦军	苏畅	苏玲	宋晨歌	宋春花
宋天强	孙彬翃	孙凌宇	孙文茜	孙婧	宋鹏
孙颖	孙艳霞	谭健	谭先杰	孙现军	孙潇楠
孙雪影	田洁	田艳涛	汪艳	汤东	唐凤
唐丽丽	王洁	王科	王莉	王飞	王峰琦
王杰	王飒	王潇	王欣	王龙	王迎
王蕊	王莹	王宇	王钊	王鑫	王艾红
王盈	王炳智	王丹鹤	王风华	王勐	王会英
王安强	王建正	王晶晶	王景文	王海楠	王丽娟
王建祥	王书奎	王舒朗	王晰程	王军轶	王潇潇
王楠娅	王艳晖	王玉栋	王玉珏	王夏妮	王志惠
王晓群				王园园	

隗汶校	魏 华	魏 凯	魏立强	魏丽娟	魏述宁
魏松锋	魏振军	闻淑娟	邬明歆	吴 楠	吴 琼
吴尘轩	吴航宇	吴小华	吴晓江	吴延升	吴胤瑛
吴月奎	伍晓汀	武 强	武佩佩	武云婷	夏 奕
向 阳	肖 健	肖 莉	肖书萍	谢玲玲	信文
邢金良	邢晓静	熊 斌	熊青青	徐 泉	徐 彦
徐慧婷	徐瑞华	徐晓琴	许红霞	许婧钰	闫 东
阎 玲	严 颖	颜 兵	杨 波	杨 丹	杨 航
杨 丽	杨 敏	杨 双	杨合利	杨隽钧	杨李思瑞
杨佩颖	杨伟伟	杨子鑫	姚剑峰	叶 枫	易 丹
易峰涛	易树华	尹 玉	尹如铁	尤 俊	于 歌
于海鹏	于仁文	于晓宇	虞 夏	虞永峰	袁 航
运新伟	翟晓慧	战淑珺	张 斌	张 晨	张 帆
张 红	张 寰	张 慧	张 霁	张 娇	张 晶
张 莉	张 龙	张 蕊	张 偑	张 伟	张 玮
张 雯	张 欣	张 雪	张 瑶	张广吉	张国辉
张海波	张宏艳	张建军	张建伟	张丽丽	张凌云
张梦迪	张青向	张庆芬	张汝鹏	张师前	张炜浩
张潇潇	张小田	张笑颖	张玄烨	张雪娜	张瑶瑶
张亚萍	张一楠	张玉敏	张跃伟	张蕴超	张梓贤
赵 静	赵 峻	赵 坤	赵 群	赵 婷	赵 玮
赵 雯	赵 勇	赵洪猛	赵敬柱	赵林林	赵颂贤
赵锡江	赵志丽	郑 莹	郑爱民	郑传胜	郑华川
郑向前	支修益	只璟泰	周 晨	周 晶	周 岚
周 琦	周洪渊	周丽芯	朱 玲	朱津丽	朱晓黎
朱晓琳	朱颖杰	庄则豪	邹冬玲	邹燕梅	邹征云
左 静					

《肿瘤营养》编委会

主　编

石汉平　　　许红霞　　　刘凌翔　　　巴　一

编　者（按姓氏汉语拼音排序）

巴　一	曹　振	曹伟新	陈　伟	陈　妍	陈公琰
陈子华	丁　超	冯　敏	付　强	高　劲	黄　河
金　希	金　鑫	李　薇	李勇强	廖正凯	林　宁
林　源	刘　洁	刘合利	刘凌翔	卢小玲	卢致辉
鲁苗苗	马　虎	任　越	荣维淇	施咏梅	石汉平
宋春花	孙凌宇	孙现军	汤　东	王楠娅	吴尘轩
伍晓汀	邢晓静	许红霞	尤　俊	赵　群	赵　婷
周　岚	庄则豪	邹征云			

丛书前言一

匠心精品，科普为民

人类认识癌症的历史源远流长。无论是古希腊时期的希波克拉底，还是中国古代的《黄帝内经》等早期医学文献，都曾系统描述过癌症。20世纪下半叶以来，世界癌症发病人数与死亡人数均呈快速上升趋势，尤其是20世纪70年代以后，癌症发病率以年均3%~5%的速度递增。癌症已成为当前危害人类健康的重大疾病。

我国自改革开放以来，经济、社会、环境及人们的生活方式都发生了变化，目前正快速步入老龄化社会，这导致我国在肿瘤患者人数快速增长的同时，癌谱也发生了较大变化。在我国，发达国家高发的肺癌、乳腺癌、结直肠癌的发病率迅速上升，发展中国家高发的胃癌、肝癌、食管癌等的发病率亦居高不下，形成发达国家与发展中国家癌谱交融的局面，这给我国的肿瘤防治工作带来了较大挑战。

为了推动肿瘤科普精品创作，为公众和广大患者提供一套权威、科学、实用、生动的科普丛书，在中国科学技术协会的大力支持下，中国抗癌协会组织数百位国内肿瘤专家，集体编写了本套丛书。

丛书的作者都是活跃在我国肿瘤科普领域的专家，通过讲座、访谈、文章等多种形式为广大群众特别是肿瘤患者及其家属答疑解惑，消除癌症认知误区，推进癌症的早诊早治。他们的经验积累和全心投入是本套丛书得以出版的基础。

本套丛书满足了两方面的需求：

一是大众的需求。中国抗癌协会通过各地肿瘤医院、肿瘤康复网站、康复会、患友会等组织问卷调研，汇总常见问题，以保证专家回答的问题是读者最关心和最渴望知道答案的问题。

二是医生的需求。在日常工作中，临床医生要用很大一部分时间来回答患者一些重复率非常高的问题。如果能把这些问题汇总，统一进行细致深入的解答，以图书的形式提供给患者及其家属，不仅能为临床医生节省很多时间，同时也能大大提高诊疗的效率。

丛书的出版不是终点，而是一个起点。本套丛书将配合中国抗癌协会每年的世界癌症日、全国肿瘤防治宣传周等品牌活动，以及肺癌、乳腺癌关注月等各类单病种的宣传活动，通过讲座与公益发放相结合的形式，传播防癌抗癌新知识，帮助患者树立战胜癌症的信心，普及科学合理的规范化治疗方法，全面落实癌症三级预防的总体战略。

本套丛书是集体智慧的结晶。衷心感谢中国科学技术协会对丛书的鼎力支持，感谢百忙之中为丛书的编写投入巨大精力的各位专家，感谢为丛书出版做了大量细致工作的出版社编辑，也感谢所有参与丛书筹备组稿工作的中国抗癌协会秘书处的工作人员。

希望本套丛书的出版能为国家癌症防治事业做一份贡献，为大众健康谋一份福祉。

郝希山

中国抗癌协会名誉理事长
中国工程院院士

丛书前言二

肿瘤防治，科普先行

一、肿瘤防治，科普先行

1.健康科普，国家之需求

2016 年，习近平总书记在"科技三会"上指出，"科技创新、科学普及是实现创新发展的两翼，要把科学普及放在与科技创新同等重要的位置。"这是中央领导从国家发展战略高度对新的历史时期科普工作和科普产业发展的新部署和新要求。2017 年，"健康中国"作为国家基本发展战略被写进十九大报告，报告明确提出"健康中国行动"的主要任务就是实施健康知识普及行动。

2.肿瘤科普，卫生事业之需求

恶性肿瘤的病因预防为一级预防；通过筛查而早期诊断，以提高肿瘤疗效为二级预防。世界卫生组织（WHO）认为，40%以上的癌症可以预防。恶性肿瘤的发生是机体与环境因素长期相互作用的结果，因此，肿瘤预防应贯穿于日常生活中并长期坚持。肿瘤预防在于降低发病率和死亡率，从而减少国家医疗资源的消耗，减轻恶性肿瘤对国民健康的危害和社会、家庭的经济负担。

3.肿瘤科普，公众之需求

大数据表明，在中国，健康与医疗科普相关词条占总搜索量的 57%。2017 年国人关注度最高的 10 种疾病中，"肿瘤"的搜索量超过 36 亿次，跃居十大疾病之首，之后连续数年蝉联关注榜首位。这一方面说明公众对肿瘤科普有巨大需求，同时也反映了公众对癌症的恐慌情绪。一次次名人患癌事件、一段段网络泛滥的癌症谣言,时时处处诱发公众"谈癌色变"的心理。因此,消除癌症误区、建立正确的防癌观念是当前公民健康领域最重要的科普任务,肿瘤医学工作者责无旁贷。

4. 肿瘤科普,患者之需求

恶性肿瘤严重威胁人类健康和社会发展。随着肿瘤发病率持续上升、患者生存期延长、个体对自身疾病的关注增加、患者参与诊疗决策的意愿不断增强,肿瘤科普已经成为刚性需求,涉及预防、诊疗、康复、护理、心理、营养等诸多领域。

5. 肿瘤科普,大健康产业之需求

随着科普产业的进步和成熟,一批像果壳网、知乎、今日头条等科普资讯平台迅速发展壮大,成为国家发展科普产业的骨干力量。今天的科普产业正在走出科普场馆建设与运营、科普图书出版与发行、科普影视制作与传播、科普展教器具制作与展示等传统形式,迈向经济建设与社会发展更为广阔的前沿领域。科普的产业形态呈多元化发展,科普出版、科普影视、科普动漫与游戏、科普网站、科普旅游、科普会展、科普教育、科普创意设计服务等实体平台百花齐放。随着人口老龄化的加剧,肿瘤科普产业的规模正在不断扩大,这必将催生高水平多元化的科普产品。肿瘤防治,科普先行,利国利民。

二、科普先行,路在脚下

中国抗癌协会作为我国肿瘤学领域最重要的国家一级协会,在成立之日起,就把"科普宣传"和"学术交流"放在同等重要的位置,30多年来,在肿瘤科普工作中耕耘不辍,秉持公心,通过调动行业资源和专家资源,面向公众和患者广泛开展了内容丰富、形式多样的抗癌科普宣传。通过长期实践,协会独创出"八位一体"的科普组织体系(团队－活动－基地－指南－作品－培训－奖项－媒体),为我国肿瘤防治科普事业的模式创新和路径探索做出了重要贡献。

中国抗癌协会自1995年创建"全国肿瘤防治宣传周"活动,经过近30年的洗练,已成为肿瘤领域历史最悠久、规模和影响力最大、社会效益最好的品牌科普活动。养成良好的生活方式、早诊早治、保证有效治疗、提高患者生存质量等防癌抗癌理念逐步深入人心。从 2018 年开始，中国抗癌协会倡议将每年的 4 月 15 日设为"中国抗癌日"，并组织全国性的肿瘤科普宣传活动。

科普精品是科普宣传的最重要武器。中国抗癌协会的几代学者，传承接力，倾心致力于权威科普作品的创作，为公众和患者奉献了数量众多的科普精品。2012 年至今 10 年时间里，中国抗癌协会本着工匠精神，组织数百名专家编写了本套丛书（共 20 个分册），采用问答的形式，集中回答了公众及患者在癌症预防、诊疗中的常见疑问。目前本套丛书已入选"国家出版基金项目""'十三五'国家重点图书出版规划项目""天津市重点出版扶持项目"等多个项目，取得了良好的社会效益。

随着近年来临床新进展不断涌现，新技术、新方法、新药物不断应用于临床，协会牵头组织广大专家，将防癌抗癌领域的最新知识奉献给广大读者朋友，帮助公众消除癌症误区，科学理性地防癌抗癌，提升公众的科学素养，为肿瘤防治事业贡献力量。

书之为用，传道解惑。科普创作有四重境界，即权威、科学、实用、生动。我们只为一个目标：让癌症可防可控。

肿瘤防治，科普先行；科普先行，路在脚下。

中国抗癌协会理事长
中国工程院院士

前　言

　　营养是肿瘤患者最为关心的重要问题之一，然而，在日常生活中，肿瘤患者对营养的认识存在许多误区，最常见的问题有以下四种。

　　第一，担心营养促进肿瘤生长，希望饿死肿瘤。肿瘤患者日常生活中有一个很大的顾虑，担心营养促进肿瘤生长，从而减少营养摄入。更有甚者，希望通过饥饿去饿死肿瘤。国际权威指南指出，无证据表明营养支持促进肿瘤生长，在临床实际工作中不必考虑这个理论问题。不给营养，正常细胞就不能发挥生理功能，而肿瘤细胞仍然会掠夺正常细胞的营养，结果饿死的只能是患者本人，而不是肿瘤细胞。营养不良的人群更加容易发生肿瘤，营养不良的肿瘤患者并发症更多、生活质量更低、临床预后更差、生存时间更短。营养治疗应该成为肿瘤患者的基本治疗措施，是肿瘤患者的一线治疗。日常生活中，吃饭既不能过饱，也不能过少，七八分饱最好。

　　第二，迷信"补品"，轻视营养素。由于营养知识不足，肿瘤患者往往迷信贵重补品，而忽视基本营养及饮食。实际上，几万元钱贵重补品的营养价值不会好于几十元钱的肠内营养剂。日常饮食不足的肿瘤患者，应该首先选择肠内营养剂或者特医食品（即特殊医学用途配方食品）进行口服补充。不能以"补品"或保健品替代食品，在基本营养充足的条件下，"补品"或保健品才能更好地发挥作用。

　　第三，盲目忌口，偏饮偏食。"盲目忌口，偏饮偏食"是肿瘤患者的一个常见营养误区。有人认为鱼、肉、蛋、鸡、鸭、鹅等是发物,会加快肿瘤生长,因此不能吃。实际上,上述动物肉、蛋都是优良的蛋白质来源,比植物蛋白质更加全面、均衡。提高饮食中的蛋白质比例会明显提高肿瘤患者的体能及生活质量,延长生存时间。因此,肿瘤患者首先应该增加蛋白质摄入,其次才是选择什么蛋白质的问题。完全素食不利于肿瘤患者,荤素搭配才是最佳选择。还有一些肿瘤患者偏信"某某水"及相关饮品。实际上,对肿瘤患者来说,白开水、绿茶是最好的饮品。

第四,病急乱投医。出于关心自己的考虑,肿瘤患者常常到处寻求神医,寻求秘方,寻求营养指导。但是,得到的信息往往良莠不分、真假难辨。实际上,肿瘤患者的营养是一门科学,有严密的科学基础、有严格的操作规程。笔者建议肿瘤患者定期(如每3个月)到医院接受营养专家的饮食咨询、营养诊断、营养指导。养成良好的营养记录习惯,定期(每2周)记录自己的体重,记录摄食量。把营养的钥匙掌握在自己的手中。

正是有鉴于此,中国抗癌协会肿瘤营养与支持治疗专业委员会邀请学会内外专家编写了《肿瘤营养》一书。书中的问题多数来自肿瘤患者,少数来自医务人员。全体编写专家本着对患者负责、对社会负责的精神,认真解答。希望本书有助于预防肿瘤,有助于治疗肿瘤,有助于促进康复。由于时间仓促和水平有限,本书的缺点乃至错误在所难免,恳请广大读者批评指正。

坚定信心,科学治疗,积极运动,合理营养。

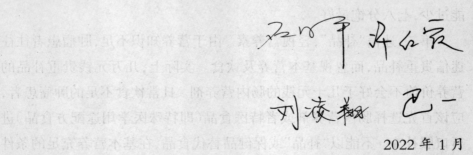

2022 年 1 月

目　录

第一章　基础性营养问题

第二章　手术及放化疗相关营养问题

第三章　进阶性营养问题

第一章

基础性营养问题

▶▶ 肿瘤患者的体重下降正常吗？体重下降对病情进展有影响吗？

几乎所有的肿瘤患者都有食物摄入减少、能量消耗增加以及身体骨骼肌肉和脂肪被大量消耗的情况，因而导致体重下降和体形消瘦。胃癌和胰腺癌患者体重下降的发生率最高，白血病、乳腺癌、淋巴瘤等患者体重下降的发生率较低。在同一种肿瘤患者中，不同的亚型和进展程度发生体重下降的程度不同，体重下降的程度随疾病进展逐渐加重，最终可能发展成为一种极度消瘦的情况，医学上称为恶病质。肿瘤恶病质的患者一般表现为厌食、骨骼肌肉丢失、伴有或不伴有脂肪丢失，一旦出现，往往较难逆转。

体重下降对患者造成的影响主要有：①患者体力下降，减少体力活动和社交活动，对生活质量造成影响；②手术患者的切口愈合延迟，增加术后并发症的发生率；③因身体骨骼肌肉和脂肪的消耗，造成呼吸肌功能下降，易引起坠积性肺炎和呼吸功能衰竭，严重者会发生死亡；④发生体重减少若合并营养不良，易导致患者对化疗药物的吸收、代谢和排泄障碍，使化疗药物毒性增加，机体耐受能力下降，引发多种副作用，进而影响抗肿瘤效果；⑤如患者出现恶病质，生存时间相对较短。应通过各种方法保持体重，如合理的营养膳食、适量的运动和合理用药等。

肿瘤患者一旦明确诊断，应尽早开展营养风险筛查和评估，对存在营养风险和（或）有营养不良的患者要及早进行营养支持。

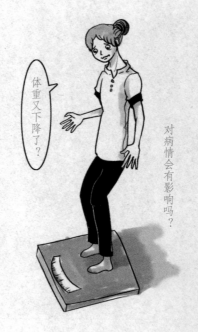

2

如何判断肿瘤患者是否发生营养不良？

对肿瘤患者进行营养状态评估的方法有多种，其中最常用、最简单的方法是测定体重。肿瘤患者应定期关注自己的体重是否出现非自主减少，即在不控制饮食和不增加运动量的情况下出现的体重减少。患者体重如果在 3 个月内减少超过 5%，6 个月内减少超过 10%，则提示有营养不良存在。用公式法判断营养不良的步骤是：先计算出理想体重（千克）= 身高（厘米）-105，再用实际体重（千克）÷ 理想体重（千克）× 100%，得到的百分比为 80%~90% 为轻度营养不良，60%~80% 为中度营养不良，小于 60% 为重度营养不良。例如，患者身高 170 厘米，体重 50 千克。先计算理想体重为 170-105=65 千克，50 ÷ 65 × 100%=76.9%，说明该患者为中度营养不良。国际上常用的判断人体胖瘦程度的另一个指标是体质指数（BMI），是用实际体重（千克）÷ [身高（米）的平方]得出的数值。中国标准是 BMI 数值小于 18.5 为消瘦体型，18.5 ~ 23.9 为正常体型，24 ~ 27.9 为超重体型，大于 28 为肥胖体型。我们依然用前一个患者的身高体重计算体质指数，即 $50 ÷ 1.7^2 = 17.3$，小于 18.5，患者为消瘦体型。

患者除了关注体重是否减少，还需完善膳食调查、营养风险评估、其他体格测量（骨骼肌肉、体脂肪、小腿围等）和相关实验室检查（血常规、血清蛋白水平、血脂水平、电解质水平、维生素 D 以及肝肾功等）以进一步明确营养状况。膳食调查、营养风险评估和体格测量应由专业的营养师或医生完成，结合所有指标综合评估患者是否有营养不良以及营养不良的程度，制订个性化的营养支持和营养治疗方案。

肿瘤患者发生营养不良的原因有哪些？

"吃得少，丢得多，吸收弱，代谢乱"是肿瘤患者发生营养不良的原因。

　　首先,患者摄入不足使营养素的获取失去了源头。肿瘤的存在可能引起食欲减退、恶心、呕吐、味觉和嗅觉改变以及疼痛等表现,使患者丧失对饭菜的兴趣。如果患者存在焦虑、恐惧和绝望的情绪,加上疼痛的刺激,会使进食变成更为艰巨的任务。头颈部肿瘤患者由于局部损害和放化疗的因素导致进食减少;食管癌患者因吞咽困难和吞咽疼痛导致进食减少;胃癌和肠癌患者因消化不良、消化道完全或不完全梗阻、消化道出血以及常伴的腹胀和腹痛,也会导致营养不良的发生。

　　其次,患者因摄入不足导致营养丢失过多,是典型的"入不敷出"。常见以下几种情况:①消化道手术患者术前需要禁食禁水,为了减少术后感染,须把肠道内容物和粪便残渣排干净,服用泻药的同时造成营养物质和肠道益生菌的丢失;②手术后由于创伤引起分解代谢增加,使得蛋白质、脂肪、葡萄糖被大量分解,有感染和发热的患者分解丢失得会更多;③患者接受放化疗时,可引起呕吐和腹泻等副作用,易引起营养物质的大量丢失;④晚期肿瘤患者合并胸腔积液、腹水和心包积液时,液体中的营养物质不能被人体重新吸收,如通过穿刺抽液以缓解症状时,会进一步加重营养物质的丢失。

　　第三,患者即使进食不受限,但营养物质的吸收障碍也容易造成营养不良。导致吸收障碍的情况如:①食管和胃进行手术会直接造成术后进食减少,消化食物的能力减弱,直接影响营养物质的吸收;②人体吸收营养的主要场所是小肠,接受腹部放疗的患者因不同程度的肠黏膜损伤,极易发生急性腹泻、腹痛和肠炎等症状,导致营养物质的吸收障碍;③慢性放射性肠病会引起胃肠道狭窄,造成进食量减少和消化吸收能力减弱。肠道的益生菌群也容易受到放化疗的副作用影响而丢失,引起肠道吸收障碍,最终导致营养缺乏和营养不良。

　　第四,营养物质的代谢紊乱是引起营养不良的另一个原因。具体表现为:①肿瘤细胞偏爱糖,对糖的消耗比正常细胞高 7 倍,造成糖的消耗增多和储备下降;②氨基酸是蛋白质合成的原料,肿瘤细胞的生长需要大量的氨基酸,使得人体大量蛋白质被分解成氨基酸,为肿瘤细胞的生长提供原料，导致患者丢失大量的骨骼肌肉群；③肿瘤患者体内脂肪合成率下降，脂肪的氧化消耗增加，患者可表现为消瘦和衰弱；④其他营养素如维生素 B_1 也容易出现代谢异常。如果患者进食不足，微量无元极易缺乏，会导致和加重营养不良。

▐▶ 加强营养会促进肿瘤患者的肿瘤生长吗？

恶性肿瘤患者发生营养不良是患者生存周期缩短、生活质量下降甚至死亡的重要原因之一。进食减少、不能进食或术后的肿瘤患者，合理地加强营养对增强患者体质、提高生活质量和延长生存时间有利。但大多数患者和家属以及部分医生都关心进行营养支持是否会促进患者肿瘤的快速生长。

虽然有部分动物实验结果表明营养支持可能会导致肿瘤在体内的增长和转移，但是绝大部分的临床研究结果认为积极的营养支持对肿瘤患者有益，仅个别研究认为进行营养支持可能促进肿瘤增殖。限制营养是不是就会抑制肿瘤生长呢？肿瘤细胞的生长速度很快，且需要大量的营养物质，在肿瘤细胞与正常组织争夺营养的战争中，失败者永远是正常细胞，因此限制营养，受损的首先是正常细胞、组织和器官。恶性肿瘤患者因严重摄入不足导致极度消瘦，肿瘤细胞不但没有减慢生长速度，反而加速掠夺正常细胞和组织的营养物质。

对营养不良的患者进行适当的营养支持可改善患者的营养状况，增强患者的免疫能力和抗癌能力，提高对手术、放疗或化疗的敏感性和耐受能力，降低术后的感染风险，促进术后伤口的愈合，还能提高患者的生活质量。恶性肿瘤患者既要通过手术和(或)放化疗治疗原发疾病，又要纠正营养不良。如果把肿瘤的治疗看成一场战役，那么在上战场之前必须要给我方的士兵"吃饱"！目前，医学领域专家的共识是，合理的营养支持不会促进肿瘤生长，且已经成为肿瘤的基本治疗手段之一。

▮▶ 患者出现食欲下降和厌食表现时该如何处理?

患者进食的欲望降低,不思饮食或食之无味,就是食欲下降的表现,严重时就是厌食。食欲下降是肿瘤患者的常见表现,患者经口进食减少会造成营养不良,进展至极度消瘦的恶病质状态,会增加病死率。造成食欲下降的原因主要有:①消化系统肿瘤,如食管癌、胃癌、肝癌、胆管癌、大肠癌和胰腺癌,都会引起患者食欲下降和厌食;②患者在放化疗期间容易引起胃肠道黏膜炎症,表现为腹泻、恶心、呕吐、反酸、嗳气和腹泻等;③肿瘤患者易受到外界不良刺激的影响,出现焦虑、忧郁、孤独和绝望等情绪,表现为烦躁不安、食欲下降和厌食。

肿瘤患者一旦出现食欲下降和厌食,建议如下。

(1)帮助患者改善心理状态,缓解紧张焦虑的心情。在轻松愉快的环境下进餐,进餐时要保持心情舒畅,不纠结于复杂烦心的病情,必要时请教心理医生或阅读相关书籍,进行适宜的心理干预和治疗,有助于增进患者的食欲,促进体内营养物质的消化和吸收。

(2)对食物进行科学地加工烹调,色彩明艳、香气扑鼻、味道鲜美和造型别致的食物会刺激人体产生条件反射,促进消化液的分泌,激发食欲,利于食物的消化吸收。患者以少量多餐为主,增加食物摄入的频次,保证有热量的食物摄入。有促进食欲作用的食物以略带酸味又富含营养的食物为主,如西红柿、樱桃、杨梅、橘子、葡萄、石榴等新鲜蔬果。它们既能刺激食欲、补充维生素,又有助于改善胃肠道不适症状。食物中的脂肪在胃中排空的速度最慢,不利于增进食欲,应少吃高脂肪食物。食物的温度和特殊味道也会影响患者的食欲,避免进食过烫、过凉和味道特殊的食物。

(3)积极治疗原发病,同时针对肿瘤引起的恶心、呕吐、疼痛、味觉异常及便秘等情况进行对症治疗。

(4)孕激素和皮质类固醇等药物有预防和治疗食欲下降的作用。治疗肿瘤食欲下降的一线药物是孕激素,能有效减轻患者的厌食症状,但也有静脉血栓、水潴留、阴道流血和性功能障碍等副作用;皮质类固醇药物具有免疫调节作用,但长期应用会引起免疫抑制、骨质疏松以及脂肪重新分布等表现,仅适用于短期获益或者生存期较短的患者治疗。以上药物都应在医生指导下使用。

▶▶ 如何在肿瘤患者进食量减少的情况下增加营养?

肿瘤患者随着病情的进展,在不同阶段都可能出现进食减少,相应的处理也要调整。如果患者在肿瘤治疗前出现进食减少,需要临床医生进行干预治疗。如果患者在肿瘤治疗过程中出现进食减少,要根据患者进食减少的原因增加营养,对症处理。

(1)因化疗造成的进食减少:恶心和呕吐是患者化疗后最常见的不良反应,是引起进食减少的主要原因。恶心和呕吐一般发生在化疗后几小时,持续时间较短。一般持续几天的严重恶心和呕吐较少见。在服用止吐药的同时,改变患者饮食习惯有助于减轻恶心和呕吐。首先,每次进食不要吃得太多,尽量放慢进食速度,细嚼慢咽有助于消化。以少食多餐为主,吃饭时不喝饮料,少吃或不吃甜的、油炸的和脂肪多的食物。为了减少食物温度所带来的刺激,患者应尽量吃室温下的食物。如果早上觉得恶心, 起床前可以吃一些干食品,如麦片、烤面包或饼干等(如果口腔、咽喉疼痛或口干, 则不要吃干食品);饮料尽量喝常温或偏凉的, 如鲜榨苹果汁、西瓜汁和凉茶等;可以适当吮食薄荷糖、酸甜的糖果和冰块等,以改善口腔气味和提高味觉。有些患者对油烟、香烟和香水

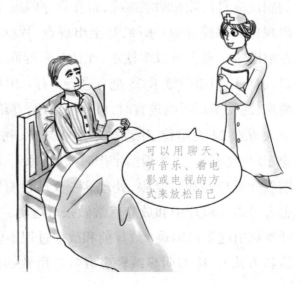

可以用聊天、听音乐、看电影或电视的方式来放松自己

等的气味很反感,易引起恶心和呕吐,应尽量避免接触。患者饭后不宜立即躺下,应坐在椅子上休息至少两个小时后再躺下。日常可以穿着宽松的衣服,放松身心,调整呼吸,多与朋友和家人聊天,或者选择听音乐、看电影或电视节目来分散注意力以减轻不良反应。如果化疗时患者常常感到恶心,则在化疗前几个小时尽量不要吃东西。约有一半的患者在化疗前有情绪波动,这种情况被称为"治疗前恶心",对付这种表现的最好办法就是放松情绪。

(2)因放疗造成的进食减少:恶心呕吐、食欲缺乏和疲乏无力等表现是放疗患者常见的全身反应,多是因放疗造成的胃肠功能紊乱所致。如果脑干受到射线照射或放疗野太大,再加上患者精神紧张,焦虑和疼痛等反应都会加重。患者应多卧床休息,多饮水,以利于体内代谢物的排泄;在饮食上要尽量精心烹调,多样化搭配食物,性状上易咀嚼吞咽和消化,少食多餐;避免特殊气味,不吃辛辣油腻和过甜的食物,以咸味的食物为主,必要时可以服用健胃消食的药物,如甲氧氯普胺、胃蛋白酶或维生素 B_6 等,以促进胃肠蠕动和消化。如果身体条件允许,患者饭后可以适当做些运动。亦可通过用手指按压或针刺内关穴和足三里穴帮助患者缓解放疗造成的胃肠道反应。头颈部肿瘤患者放疗时最常见的副反应是口腔和咽喉疼痛,常在放疗两周左右开始发生。早期患者会出现口腔黏膜充血、水肿,甚至出现点、片状白膜,表现为咽干、咽痛和吞咽困难。患者可以多饮水,保持口腔湿润,可用口泰或复方硼砂液漱口,也可以口服舒雅禾25毫克进行治疗。出现严重的黏膜反应,如口腔溃疡、黏膜糜烂影响进食时,可暂停放疗,并给予口咽部喷药。也可以用庆大霉素24万单位、生理盐水100毫升、利多卡因100毫克和地塞米松10毫克混合,每次饭前半小时喷雾,每天3次为宜。鼻咽癌患者的远期放疗反应是张口受限,处理这一反应没有特殊治疗措施,预防为重。患者可以在放疗中和放疗后常做张口运动,防止咀嚼肌及周围组织的纤维化引起张口困难。放疗前和放疗过程中应用丙酰胺-谷氨酰胺(商品名力肽),能够明显减轻患者放疗所致的口腔炎性反应和其他副反应。患者可以根据自身的经济情况,建议主治医生合理应用。

(3)因手术因素造成的进食减少:消化道手术后,患者的进食量会随着胃肠道功能的恢复而逐渐恢复到正常。虽然胃切除术后,剩余的胃组织不会再生,但患者胃的肌纤维会代偿性地拉长。胃大部切除术后半年左右,随着残胃的容积增加,可以恢复正常饭量。但是,胃部全切术后,临床上一般应用空肠代替胃的功能,患者需要长期保持少食多餐的习惯。

无论哪种情况导致的患者进食减少,患者都要根据自身的情况合理选择营养均衡的膳食,加工烹调食物要保持极细软、易吞咽,易消化和易吸收的特点,提供既能满足人体需要又不增加患者代谢负担的合理营养供应量。碳水化合物、蛋白质和脂肪分别占总摄入能量的50%、12%～15%和25%～35%,其中动物蛋白和大豆蛋白应占总蛋白量的30%～50%。保证每天进食新鲜的蔬菜和水果,以提供充足的维生素、矿物质微量元素和适量的膳食纤维。多食新鲜蔬果、奶类、大豆制品、香菇、银耳、黑木耳等还有一定的抗肿瘤作用。

即使在鼓励患者经口进食正常食物的情况下,还是有可能因食物结构不合理造成营养摄入不足,需要通过肠内营养或肠外营养的方式补充营养。经口饮食的患者可以口服营养补充剂,如普通全营养配方或疾病型配方的肠内营养制剂。高能量、高蛋白、营养素齐全、易消化是肠内营养制剂的特点,适合进食不足的患者使用。患者在住院期间,如果发生吞咽功能障碍或食管癌、胃癌术后无法经口进食的情况,可以通过鼻胃管、鼻肠管或空肠造瘘的方式进行肠内营养,长期不能经口进食的患者,则可带管在家进行肠内营养支持。有剧烈呕吐、腹泻或胃肠功能障碍的患者,可以通过肠外营养(即静脉输注营养)的方式进行营养支持。

肿瘤患者治疗后感到腹胀,如何处理?

肿瘤患者化疗后出现腹胀在常见的并发症中发生率为15%,主要是化疗药物导致胃肠道蠕动功能减弱引起的。患者体重和肌肉组织随着

9

疾病进展而下降，导致胃平滑肌肌力减弱，是肿瘤患者腹胀的原因之一。肠道菌群紊乱和对食物的消化吸收功能障碍也会造成患者腹胀。

可以根据患者情况给予甲氧氯普胺、胃蛋白酶等药物促进胃肠蠕动，有助于缓解腹胀。也可以通过以下调整膳食的方式帮助缓解腹胀。

（1）规律进餐，少吃多餐。进餐要细嚼慢咽，以免吃得太快吸入过多空气而加重腹胀。

（2）适当多饮水，促进排便。每天喝2000毫升左右白开水，促进人体代谢产物排出，增加尿量的同时还可软化大便，利于大便排出。每天可以吃适量的蜂蜜、核桃仁、黑芝麻和香蕉等食品润肠通便。碳酸饮料中含有的气体会加重腹胀，所以患者不可以喝碳酸饮料。

（3）少吃易产气的食物，如大豆、红薯、含精制糖食物等，这些食物会在胃里产生气体，导致腹胀加重。

（4）少吃煎炸烧烤食品以及快餐等不易消化的食物，保证每天摄入新鲜的蔬菜水果等容易排空的食物。

（5）补充含有益菌的食品。研究显示，调整肠道菌群可以促进食物的消化吸收，增加含有活性菌的酸奶、益生菌制剂或含益生元食品等均有助于缓解腹胀。

（6）适当补充肠内营养制剂。患者因腹胀、厌食等原因导致进食不足时，可以选用高能量、高蛋白、营养素齐全和易消化的肠内营养制剂。每天补充400~600毫升肠内营养制剂可增加肿瘤患者的能量，补充营养素摄入。

（7）适当运动。患者进行适当的运动可促进胃排空及肠蠕动。对腹部进行顺时针按摩可以减轻腹胀的感觉，同时配合做一些提肛、仰卧起坐和收腹运动，以增强肌力，促进胃肠蠕动。患者在放疗过程中因放射线超过胃肠耐受剂量而引起放射性胃肠炎，特别是放射性小肠炎，会使小肠局部黏膜发生溃疡、坏死和狭窄，也会出现腹胀，这种情况需要临床医生进行治疗。胃肠道手术后患者出现的腹胀，部分是由于肠粘连所致，症状会随着时间的推移自动消失，一般不需要特别处理。

▶▶ 肿瘤患者在放疗期间经常腹泻，饮食上该如何调整？

患者在放疗期间出现腹泻往往是由放射性肠炎引起。放射性肠炎是盆腔、腹腔以及腹膜后恶性肿瘤经放射治疗引起的肠道并发症，可累及小肠、结肠和直肠，又称为放射性小肠炎、放射性结肠炎和放射性直肠炎。放射性肠炎是因肠黏膜细胞更新受到抑制而导致的肠黏膜萎缩、绒毛变稀，肠黏膜水肿、屏障作用降低，菌群失调以及吸收能力下降甚至丧失所导致的。

发生放射性肠炎后，患者饮食可以做如下调整。

（1）发生肠炎的人进食温度要适宜，做到细嚼慢咽，以减轻肠道消化和吸收的负担。

（2）肠黏膜细胞代谢必需的营养物质是谷氨酰胺，其对维持肠黏膜上皮细胞结构的完整性和肠黏膜屏障功能具有十分重要的作用。新鲜的卷心菜汁和动物肝脏中富含谷氨酰胺，有助于保护肠黏膜。

（3）多吃大白菜、花椰菜、紫甘蓝、土豆、菜花、西兰花和香菇等新鲜蔬菜。

（4）补充含益生菌的酸奶或制剂，有助于肠道菌群的平衡状态，进而保护肠黏膜屏障功能和吸收功能。豆制品和果蔬中含有的可溶性纤维有助于平衡肠道菌群，也有助于控制腹泻。

（5）不吃过硬、过烫、过冷、油炸、腌制以及辛辣刺激的食物。

▶▶ 肿瘤患者如何预防便秘？发生便秘如何处理？

便秘是肿瘤患者化疗后的常见副作用之一。患者发生便秘的原因主要有以下几个方面。

（1）药物副作用：肿瘤患者化疗期间会应用止吐药物，止吐药物可以抑制肠胃的运动，常引发便秘。

（2）饮食因素：肿瘤患者为了加强营养，往往进食过于精细、低纤

11

维、高蛋白的食物,同时摄入的水分过少,对肠蠕动的刺激也少,因而粪便不能被充分软化便会导致便秘。化疗患者因食欲低下,进食量少,所以食物残渣少,从而使大便减少。

(3)缺乏锻炼:化疗患者常常感到疲乏无力,不愿下床活动,活动量减少也会导致肠蠕动减弱。

(4)恶心呕吐:肿瘤患者化疗时由于胃肠道的不良反应,摄入的食物和水分被吐出,加上进食和进水量的减少,致使大便干结不易排出。

(5)精神因素影响:肿瘤患者化疗时常常出现焦虑和紧张的情绪,焦虑和紧张会增加盆底肌群的紧张度,引起肛门直肠排便动作不协调,导致便秘。

便秘的预防和处理对策。

(1)养成良好的排便习惯:有意识地将排便安排在合理时间,不论是否有便意都要按时去厕所,强化形成排便反射。需要长期坚持,以利于习惯养成。

(2)调整饮食:采用多样化的饮食以增进患者食欲,少食多餐,避免饱胀加重恶心呕吐;适当吃些粗粮、杂粮,保证足量的富含维生素和膳食纤维的新鲜蔬菜和水果,以增加胃肠蠕动;多饮水,每天保持摄入液体量在2000毫升左右,晨起餐前饮用温开水、蜂蜜水或淡盐水,以软化粪便;适当吃产气的食物,如豆类、薯类、洋葱、白萝卜等,以刺激肠蠕动,缩短食物在肠道停留的时间,促进排便;可以食用植物油(如芝麻油、大豆油、玉米油等)进行润肠通便,植物油能在肠道分解成短链脂肪酸,平衡肠道菌群,利于排便;多吃富含B族维生素的食物,如粗粮、杂粮、豆类、瘦肉、坚果等,以促进肠蠕动,帮助顺利排便。忌用刺激性调味品及饮料,如辣椒、芥末、胡椒、浓茶、咖啡等。

(3)增加膳食纤维和益生菌:菊粉等可溶性膳食纤维能增加粪便体积,促进肠蠕动和排便。肠道益生菌以可溶性膳食纤维为原料,可调节肠道功能。

(4)适当运动:患者根据自身情况选择合适的运动方式,如散步、打太极拳、做八段锦等。长时间卧床患者可以顺时针按摩腹部，主动或被动操作均可。按摩腹部的方法是患者仰卧，全身放松，将自己的手掌放在肚脐正上方，拇指及四指指腹并拢，从右至左沿结肠走向用手掌小鱼际沿脐周顺时针方向按摩，以促进肠蠕动和排便。

（5）心理干预：经常与患者交流，改善患者应对治疗的反应，减轻他们烦躁焦虑的情绪，保持良好的精神状态。

（6）药膳辅助治疗：①胡麻仁粥。胡麻仁 10 克，大米 100 克，白糖适量。将胡麻仁炒熟研细备用。先将大米洗净后，加清水适量煮粥，待粥将熟时，缓缓调入胡麻仁粉、白糖，拌匀，早晚分食，连续食用 3～5 天可润肠通便。②蜂蜜粥。大米 50 克，蜂蜜适量。将大米洗净，加清水适量煮粥，待熟时放入蜂蜜，再煮一两分钟，沸腾即可。早晚各一次，连续食用 3～5 天。③土豆粥。土豆 100 克，大米 50 克，将土豆去皮，洗净，切成小块，与大米同放入锅中，加清水适量煮软烂后服食。每日一次，连续食用 3～5 天。

（7）灌肠治疗：如果通过饮食调节仍不能解决患者的便秘问题，灌肠治疗是最快和最有效的方法了，但不可依赖此方法。

▶▶ 老年肿瘤患者进食液体引起呛咳该如何处理？

老年肿瘤患者进食液体引起呛咳是由多种原因引起的吞咽功能障碍所致，如口咽部手术、口咽部放疗以及老年脑功能障碍等，进食呛咳引起误吸是导致患者肺部感染和窒息的重要原因，可以采用如下防治方法。

（1）吞咽训练：①咽部冷刺激。用冰冻过的棉签蘸少许冷开水，轻轻刺激软腭、舌根及咽后壁，嘱患者做吞咽动作，寒冷刺激能有效地强化吞咽反射，反复训练能增强吞咽能力。②声带内收训练。患者深吸气，两手按住桌子或在胸前对掌，用力推压，闭唇、憋气 5 秒钟，已达到屏气时声带闭锁功能，防止食物进入气管。③咳嗽训练。让患者自己主动咳嗽以建立防御反射，每日 2 次，每次 30 分钟，有利于排出吸入或误咽的食物，促进喉部闭锁。④声门上吞咽训练。又称屏气吞咽，由鼻腔深吸一口气,然后屏住进行空吞咽,吞咽后立即咳嗽。⑤屏气－发声运动。患者坐于椅子上,双手支撑椅面做推压运动、屏气,此时胸廓固定、声门紧闭,然后突然松手、声门打开、呼气发声,有助于声门闭缩和强化软腭的肌力,去除滞留物,防止误吸。

（2）饮食方面:①进食时采用半卧位或坐位,让食物在重力作用下顺利吞咽,减少反流发生。如果患者不能保持上述体位,可采用健侧卧位,进食后保持该体位20～30分钟。②以糊状食物为主,糊状食物密度均匀,具有适度的黏性,易于通过食管。此类食物如鸡蛋羹、豆腐脑、稠粥等,尽量不吃稀粥,因米粒较小,呛入气管后患者难以咳出,易导致窒息。条件允许的患者也可进食质地软的块状食物,如发面馒头、软面包等。③宜少量多餐,每口的食物量可依患者情况适度增加,从每口3～5毫升逐渐增加到15～20毫升,保证每次总进食量300毫升左右。④保证充足的进餐时间,每餐细嚼慢咽。⑤尽量不使用吸管,因为吸管饮水需要较复杂的口腔功能;如果用杯子饮水,至少保留半杯水量,因为低头饮水的体位会增加患者误吸的风险。⑥如患者频繁呛咳,建议改用鼻饲家庭营养。

（3）呛咳和窒息的处理:一旦明确诊断,立即实施抢救。如患者进食过程中突然不能说话,手指口腔或胸前,并出现剧烈咳嗽,严重时发生呼吸困难和发绀,应立即停止进食,立即报告医生,尽快将异物吸出。如果患者在医院以外的地方,家属或看护人员应采用海姆立克急救法,即抢救者站在意识清醒的患者身后,双臂环抱患者,一手握拳,让拇指掌关节突出点顶住患者腹部正中线脐上部位,另一只手掌压在拳头上,连续快速向内、向上推压冲击6～10次,直到异物咳出。对昏迷倒地的患者应采用仰卧位,抢救者骑跨在患者髋部,按照上述方法推压冲击脐上部位,加大腹内压,使气道压力瞬间迅速加大,肺内空气被迫冲出,气管内的食物随之上移并排出。以上急救方法如一次无效,可在间隔数秒后重复操作。

▐▶ 出现下肢水肿的肿瘤患者饮食要注意什么？

部分肿瘤患者会出现下肢水肿，往往是由严重的低蛋白血症或重度的营养不良导致。肿瘤患者因食欲下降、食物摄入减少和肿瘤消耗等导致的营养不良，以蛋白质能量不足为主要表现，在临床上常表现为低蛋白血症。因体内蛋白分解增多、合成减少，以及胶体渗透压下降引起下肢水肿。

出现下肢水肿的患者首先要保证通过饮食摄入的总能量充足，以少量多餐为宜，每天吃 5～6 餐，以减轻因进食造成的胃肠负担。选择高能量、高蛋白的食物，增加优质蛋白质含量丰富的鱼肉蛋奶、大豆及其制品等。贫血的患者还应注意增加红肉的摄入，如瘦猪肉、瘦牛肉等，每天吃 50～100 克红肉，保证 1～2 个鸡蛋，200～400 毫升鲜牛奶。加餐可以选择酸奶、牛肉干和坚果等。不少患者听说鸡、鸭、牛肉等是"发物"而不敢吃，以为吃了会让肿瘤细胞长得更快，这些所谓的肿瘤饮食禁忌说法是完全没有科学依据的。关键是要保证摄入种类多样和营养丰富的食物，使患者保持良好的营养状况。全天的食物摄入根据三餐分配比例，建议增加早餐食物量，使早餐摄入的能量占全天的 40% 以上。患者进行日常活动的情况下，推荐摄入量为每千克标准体重 30 千卡能量，1.5～2 克蛋白质。举例来说，一个标准体重 60 千克的人，每天至少摄入 1800 千卡能量和 90～120 克蛋白质。

如果患者合并有恶心、呕吐症状，在烹调时加适量的姜、蒜和柠檬等调味，可以减缓症状。肿瘤患者发生下肢水肿时，还常伴有其他营养素的缺乏。肿瘤进展期或晚期的患者，容易缺乏维生素 B_1 和肉碱，因此建议临床补充大剂量的维生素 B_1（建议量为每天补充 75 毫升以上）。研究表明，肌酸和维生素 D 的不足可引起肿瘤患者蛋白质水平下降，发生肌肉衰减，因此可以通过口服补充肌酸和维生素 D 来缓解患者下肢水肿的情况。由于肿瘤患者容易缺乏多种维生素和微量元素，建议进食不足的患者可每日口服复合维生素和矿物质的制剂。严重下肢水肿的患者可输注人血白蛋白。临床上可以用甲地孕酮等药物改善患者厌食的症状，促进患者食欲，增加食物摄入以刺激蛋白质合成。研究显示，ω−3脂肪酸可以促进肿瘤患者体内蛋白质合成，减少骨骼肌肉消耗。可鼓励患者每天摄入富含 ω−3 脂肪酸的深海鱼类，或者口服含 ω−3 脂肪酸的鱼油产品。由于不同鱼油产品的 ω−3 脂肪酸含量不同，患者应尽量选择 DHA 和 EPA 含量较高的产品。

如果普通饮食不能满足患者的营养需要，可以选用口服营养补充剂（ONS），首选全营养配方。全营养配方含有较全种类的营养素，包括蛋白质、脂肪、碳水化合物、维生素、矿物质和微量元素，大多不含反式脂肪酸，部分产品不含乳糖。按照标准配比的营养液每 100 毫升可提供 100 千卡能量，4 克以上蛋白质。肿瘤患者在日常饮食基础上每天额外补充 300～400 毫升全营养配方营养液，有助于延长生存时间和缩短住院时间。下肢水肿的患者除全营养配方外，还可补充乳清蛋白粉以增加优质蛋白质，促进体内蛋白质合成率。使用前要评估患者的肾脏负荷，肾功能不全的患者不建议直接增加蛋白质摄入。

▐▶ 需长期卧床的患者在饮食上应注意什么？

压疮常发生于长期卧床的肿瘤患者，与患者的营养不良和疾病因素有密切关系。营养不良会加速压疮发生，压疮又影响患者营养状况和疾病全局。压疮又称褥疮或压力性溃疡，因患者局部组织长期受压影响血液循环而导致的局部皮肤和皮下组织发生持续性缺血、缺氧和营养不良引发的组织溃烂坏死。临床上能观察到患者受压部位有较为明显的红斑、皮肤破溃、溃疡甚至坏死。患者可能会有部分皮肤感觉麻木或疼痛。压疮进一步发展容易形成局部感染导致全身症状，甚至引起败血症。

癌症患者是发生压疮的高危人群。若患者为老年人，则更容易出现压疮。据统计，70%以上的压疮患者年龄超过 70 岁。如果患者伴有糖尿病、周围血管疾病、肝功能不全或肾衰竭等疾病，会延缓压疮愈合的速度。由于进食量减少、肿瘤消耗和代谢改变等多种因素的影响,肿瘤患者发生营养不良的风险增加,能量和蛋白质不足、维生素和微量营养素的缺乏在发生压疮期间日益加重。有压疮和腿部溃疡的患者常伴有维生素 A、β 胡萝卜素、维生素 E、维生素 C 和锌的缺乏。因此,预防和纠正营养不良,尤其是蛋白质－能量营养不良症是减少压疮形成和促进组织修复的主要措施。

由于压疮伤口的分泌物较多,会增加体液损失,刺激炎症修复和新生组织形成,使患者对能量、蛋白质和维生素等营养素的需要量增加。蛋白质是伤口愈合必需的营养物质,肉芽组织形成、胶原蛋白合成、参与伤口愈合因子合成等需要大量氨基酸。因此,摄入充足的蛋白质,特别是富含必需氨基酸的优质蛋白质尤为重要。必需氨基酸是人体自身不能合成、需要通过食物补充的。鱼肉蛋奶类食物及大豆类食物中含必需氨基酸的种类和数量较高,是优质蛋白质的主要来源。如果无法保证摄入足量含蛋白质的食物,口服补充乳清蛋白粉有助于压疮的预防及愈合。

除了保证充足的能量和蛋白质摄入以外,足量的维生素、矿物质和微量元素对预防压疮也很重要。患者压疮的创口愈合时间延长、愈合能力下降都与营养素缺乏有关,尤其是缺乏与愈合有直接关系的营养素,如维生素 A、维生素 E、维生素 C、B 族维生素以及铁和锌等。在养老机构居住的长期卧床的老年患者极易发生压疮,在营养评估后应及时补充全营养配方、乳清蛋白或复合维生素及矿物质等营养产品。

对食欲差、厌食、营养不良或压疮发生危险性高的患者要及时进行心理疏导和营养教育,鼓励其增加食物摄入,必要时使用口服营养补充剂或通过管喂方式进行肠内营养支持。

▌▶ 不能进食的肿瘤患者体重下降多时需要静脉营养支持吗?

在进行营养支持前,首先应判断患者不能进食的具体情况。对于完全不能经口进食的患者,还须判断其胃肠功能是否正常。如果患者胃肠功能正常,可以用放置鼻胃管或鼻肠管的方式,或者造瘘的方式进行肠内营养支持。这样既有助于维持胃肠道的正常功能,也有利于机体对营养素的消化吸收和代谢。如果患者可以部分经口进食,且只能进食流质食物,可以考虑口服全营养配方的肠内营养制剂。如果患者因严重呕吐、剧烈腹泻、厌食或放化疗引起的肠炎等对胃肠功能有明显影响而不能进行肠内营养支持时,可以采用静脉营养支持。

静脉营养支持即肠外营养支持,是通过静脉输液提供人体所需的能量和营养素。不能进食且体重下降较多的患者,可通过全肠外营养给予能量支持,此时应以维持基本能量代谢为目标。根据患者的耐受能力逐渐过渡到肠外营养与肠内营养联合支持,逐步达到满足患者生理和疾病需求的能量与营养目标。

有研究表明,存在营养风险或营养不良的恶性肿瘤患者在接受营养支持后,结局获得改善的可能性较大。对非终末期恶性肿瘤患者(预计生存期大于 3 个月)进行营养支持是为了改善患者的营养状况,提高免疫功能,减少并发症发生,进而改善生活质量和延长生存时间。在接受合理的营养支持后,患者的结局获得改善的比例更大,进一步证实了合理营养支持的有效性。对存在营养风险或营养不良,预期生存期超过3 个月的患者,应结合临床情况给予营养支持。营养支持适用于以下 3 种情况:①口服摄入量不到预计摄入量的 60%,且已超过 10 天的患者;②不能进食时间超过 7 天的患者;③已发生体重下降的患者。此时进行营养支持,主要目的是补充实际摄入量与预计摄入量之间的差额,维持或改善患者的营养状况。

另外,肠外营养液的配方,应减少碳水化合物的供能比,增加脂肪的供能比。适当应用经临床研究证实有较好效果的免疫型营养制剂,如 ω-3 脂肪酸、精氨酸和谷氨酰胺等。

▮▶ 肿瘤患者使用益生菌有好处吗?

益生菌是一类定植于人体肠道和生殖系统内,能改善宿主微生态平衡、发挥有益作用的活性微生物的总称。人和动物体内常见的有益菌可分成以下几类，即：乳杆菌类（如嗜酸乳杆菌、干酪乳杆菌、詹氏乳杆菌、拉曼乳杆菌等），双歧杆菌类（如长双歧杆菌、短双歧杆菌、卵形双歧杆菌、嗜热双歧杆菌等），革兰阳性球菌（如粪链球菌、乳球菌、中介链球菌等），以及酵母菌等。目前科学领域研究的复合活性益生菌是由各类微生物组成的，被广泛应用于食品工程、生物工程、工农业，以及生命健康领域。

当人体内有足够的益生菌使菌群平衡时，可以保持较长时间的健康状态。一旦菌群失去平衡，有害菌比有益菌多时，就容易发生腹泻、过敏、食欲下降、疲劳乏力，以及免疫力低下的情况。此时适当添加益生菌，调节体内菌群恢复平衡，有助于人体恢复健康状态。

益生菌株在胃肠道内可产生消化酶，有助于促进胃肠道的消化和吸收能力。益生菌可竞争性地抑制有害微生物进入血液循环系统和吸收营养物质。嗜酸乳杆菌在这方面是典型代表，它可分泌乳糖酶，帮助消化乳糖，从而缓解乳糖不耐受的情况。益生菌能分解生成多种维生素，如维生素 B_1、维生素 B_2、维生素 B_6、泛酸、烟酸及维生素 K 等；还可以在肠道内分解产生短链脂肪酸、抗氧化剂和氨基酸等，对骨骼和心脏的健康有重要作用。益生菌能抵抗细菌和病毒的感染，清除有害菌，提高人体免疫力。

进行放疗、化疗的肿瘤患者容易出现胃肠道黏膜损伤而影响消化吸收功能，黏膜受损后因缺乏对病菌的抵抗能力而易感染。因此，补充益生菌可以保护患者的胃肠黏膜，提高消化吸收能力，提升抗病菌能力。

▶▶ 民间关于"肿瘤患者不能吃牛、羊、鸭、鹅肉，不能吃鸡蛋，吃了会发病"的说法是否准确？

民间关于"牛、羊、鸭、鹅为发物"的说法是由中医理论中对药物和食物的性味归经而来。理论上，发物分为发热之物和发风之物，它们都有加重或引发疾病的可能。但是这些说法缺乏科学研究数据和循证结论支持，对于一知半解的患者来说，很容易听之信之，忽略食物的营养价值，采取避而远之的做法。

从现代医学角度来看，被列为"发物"的食物其主要营养特点是蛋白质和脂肪含量较高。肿瘤患者在接受手术或放化疗后，身体处于应激状态，消耗增加，需要大量的营养物质储备以维持机体需要。因此，通过饮食获取充足而均衡的营养十分重要，尤其是应增加富含蛋白质和脂肪的食物。畜类、禽类、鱼虾类以及蛋奶类食物含有大量的动物蛋白，与植物蛋白相比，必需氨基酸的种类和数量更接近人体的组成，吸收利用率也更高。除此之外，它们还含有丰富的维生素和矿物质，是保证营养均衡的适宜食物，适用于味觉减退、食欲下降、消化功能差的肿瘤患者。

肉类食物对肿瘤患者来说是提供优质蛋白和适量脂肪的主要来源，但要根据患者的具体情况合理选择和科学烹饪。对于营养不良的术后或放化疗患者，鱼肉蛋奶等动物性食物在营养补充上是"雪中送炭"；对处于疾病稳定期的患者来说，可适量食用，不宜长期大量进食。

有研究发现，以肉类为主的饮食会增加胰岛素样生发因子-1（IGF-1）的分泌，既能促进身体修复，也能促进肿瘤细胞生长。牛羊肉富含饱和脂肪酸，可增加人体肠道胆汁酸与中性固醇的浓度，能影响肠黏膜功能并改变肠道菌群，使其分解后产生促进肿瘤产生的有害物质。如果每天摄入的蛋白质中动物蛋白超过15%，就可能使肿瘤发生的风险增加。一周吃五次肉的男性比一周只吃一次肉的男性患前列腺癌的风险高；每天吃一次以上红肉者比不吃红肉者患结肠癌的风险高大约3倍；肾癌、胰腺癌、甲状腺癌、多发性骨髓瘤，女性的乳腺癌、卵巢癌、子宫内膜癌，男性的前列腺癌、睾丸癌等肿瘤的发生也和长期大量食肉有关。因此，世界癌症研究基金会建议，红肉的摄入量每周不超过300克。加工的肉类食品中含有较多脂肪及食品添加剂，经常食用不利于健康，对含有异种蛋白的牛肉、海鲜以及蛋类食物过敏的人尽量避免食用此类食物。

▸▸ 肿瘤患者该如何补充蛋白质？

肿瘤患者一旦出现营养不良，不及时纠正就会陷入恶性循环。因食欲缺乏造成摄食减少，因身体虚弱造成体力活动减少，导致消化吸收功能下降，加重衰弱情况，进一步造成更严重的厌食，最终因体重严重丢失发展为全身功能衰竭。肿瘤患者的营养不良一般为蛋白质—能量营养不良，因食欲下降和体重下降，进一步发展为恶病质，肌肉组织减少，可能伴有呼吸肌、心肌和消化道肌肉减少，患者表现为乏力、腹胀等。由于内源性蛋白质和脂肪的储备减少，多种器官功能受损，感染及其他并发症的发生率升高，疾病预后不良。临床检验以人血白蛋白、前白蛋白、转铁蛋白、维生素 A 结合蛋白、血红蛋白等降低为主，患者免疫功能受损。

肿瘤患者对能量及多种营养素的需求增加，尤其是蛋白质的补充。补充蛋白质一方面可以促进机体免疫球蛋白的合成，一方面有助于预防患者的肌肉减少，提高生活质量。

如果患者进食情况良好，尽量通过食物补充优质蛋白质，如多食用鱼类、禽类、肉蛋类、奶类和大豆类等，如果有贫血，应增加瘦牛肉、猪肉或羊肉等富含铁的红肉。菌菇类食物富含氨基酸，有助于患者提高免疫蛋白水平。

如果患者无法经口进食，胃肠道功能基本正常，可以通过鼻胃管或鼻肠管或是经腹壁造瘘插管进行肠内营养支持。含乳清蛋白或水解乳清蛋白的制剂有助于肿瘤患者体内的蛋白质合成，对预防和延缓恶病质时发生的肌肉衰减有益。如果已经发生胃肠道功能受损不能进行肠内营养时，应考虑肠外营养支持（静脉营养），选择富含必需氨基酸尤其是富含亮氨酸的氨基酸制剂，有利于患者的蛋白质合成，改善预后。

▸▸ 肿瘤患者能不能吃腌制品？

腌制是过去用来保存肉、禽、鱼和蔬菜等食品的有效方法。用腌制方式做菜是中国美食的一大传统，现代腌制是利用各种特殊腌制料如葡萄酒、香辛料等进行腌制。腌制食品按腌制用料的不同，可以分为糖渍、盐渍和酸渍。

研究表明，经常吃腌菜和肿瘤的发生有关。我国食管癌发病率和死亡率最高的地区主要集中在粤东地区和河北太行山区。粤东地区大约为每一万人中就有四个食管癌患者，他们的饮食习惯都以大量食用腌制食物为主。

腌制食物含有较多的亚硝酸盐，亚硝酸盐在胃酸作用下可与蛋白质的分解产物二级胺生成亚硝胺。亚硝胺有强烈的致癌作用，可引发食管癌、胃癌、肝癌和大肠癌等。人的胃中有一种硝酸还原菌，可以使亚硝酸盐与胺类结合生成亚硝胺。日常生活中的咸菜、咸鱼、咸蛋、腊肠、腌火腿和熏猪肉、隔夜的熟制蔬菜等，都含有较多的亚硝酸盐，长期食用可致癌。2012年的一项研究显示，胃癌的发病风险增加与食盐摄入增加有关。肿瘤患者应减少腌制食品的摄入量和频率，日常饮食应以新鲜的肉类和蔬菜为主。

事实上，亚硝酸盐是我国允许使用的食品添加剂之一，将使用量控制在安全范围内不会对人体造成危害，所以，偶尔食用少量的风味腌菜调节食欲也不必担心。

▮▶ 肿瘤患者能不能喝牛奶？怎样喝牛奶才更合理？

奶及奶制品含有丰富的优质蛋白、脂类、钙和多种维生素，是最经济的营养品之一。肿瘤患者可以通过增加乳制品摄入改善营养素摄入不足。

有些患者担心喝牛奶不好。有证据认为，经常喝牛奶会增加患乳腺癌、卵巢癌和前列腺癌的风险。也有研究认为，牛奶中诱发肿瘤的物质主要存在于脂肪中，因此，喝低脂或脱脂牛奶可能不会增加肿瘤发生的风险。关于喝牛奶致癌的研究结论以西方国家为主，他们在牛奶方面的消耗量比中国人大很多。中国大陆居民的奶和奶制品消费量每人每年平均约 8 千克,为全球平均水平(93 千克)的十分之一,与发展中国家的人年均 35 千克相比也有很大距离。

民间关于肿瘤患者喝牛奶的错误认识影响了患者通过牛奶获得优质营养素的机会。常见的误区如下。

1.牛奶中含有很多激素,肿瘤患者应该避免饮用

牛奶含有微量的雌激素和胰岛素样生长因子 –1(IGF–1)等物质,它们在人体内天然存在,同时也存在于其他食物中,不同个体之间的含量有其自然差异,而牛奶的影响微不足道,患者无须担心。

2.现挤的鲜牛奶更有营养

有患者听说现挤的鲜奶最天然、最营养,事实上,现挤的鲜奶需要进行灭菌处理, 如果产奶的奶牛未经疾病检测, 则可能带有传染性疾病。喝没有经过严格检测和消毒的鲜奶,容易引起患者肠道感染。如果是免疫力低下的肿瘤患者,还可能加重疾病。因此,不要直接饮用现挤的鲜奶,要选用经过正规灭菌处理的鲜奶。

3.喝牛奶发生腹胀、腹泻就不能喝奶了

喝牛奶后发生腹泻一般是由于体内缺乏乳糖酶以及乳糖吸收差引起的。如果乳糖不耐受又想食用乳制品,可以通过以下方法来减轻或避免:①少量多次喝牛奶,缺乏乳糖酶的人可以每次喝 50 ~ 100 毫升牛奶,少量多次尝试,逐渐适应;②不要空腹喝牛奶,可以将牛奶与肉类及其他含脂肪的食物同时食用;③用酸奶代替鲜牛奶,因为酸奶中不含乳糖;④不宜多吃红薯、全麦面包等含膳食纤维高的食物,避免在肠道产生较多气体,加重腹胀腹泻。

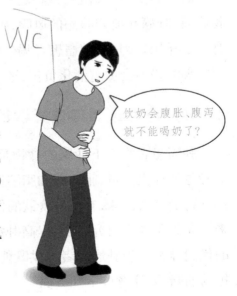

23

▶ 肿瘤患者喝牛奶好还是喝酸奶好？

牛奶富含钙、优质蛋白质、脂溶性维生素。每300毫升的全脂牛奶约含能量180千卡，优质蛋白质9克，钙300毫克。牛奶中含有丰富的乳糖，需要人体中的乳糖酶分解才能被消化吸收。不同种族的人群乳糖酶含量有所不同，因此喝牛奶的反应也不一样。中国人乳糖不耐受的比例较高，饮用后容易出现腹泻、腹胀，老年人更明显。肿瘤患者在放化疗期间容易出现乳糖吸收不良，喝牛奶后易发生腹泻、腹胀，以及胃痉挛引起的胃疼等。

最早期的酸奶是游牧民族装在羊皮袋里的奶受到依附在袋中的细菌影响自然发酵而成。现在的酸奶是以鲜牛(羊)奶或奶粉为原料，经杀菌，接种保加利亚乳杆菌和嗜热链球菌发酵制成的乳制品。法国有关酸奶的第一个历史记录是用酸奶治愈严重的痢疾。俄国生物学家梅契尼可夫发现，经常进食酸奶的习惯可能是保加利亚人长寿的原因，因此提出乳酸菌有助于保持人体健康。酸奶在乳酸菌的作用下分解部分乳糖，使乳糖含量降低，比鲜牛奶更容易消化。

研究表明，每天摄入300毫升牛奶和乳制品不会增加患乳腺癌、结肠癌、膀胱癌和前列腺癌的风险，因为发酵的牛奶和酸奶对预防结肠癌有一定作用。因此，肿瘤患者喝牛奶和酸奶都是安全的，化疗期间或放疗时喝酸奶不会加重消化负担，还能促进食欲。

▶ 肿瘤患者该如何选择含油的食物？

肿瘤患者吃不下油腻的食物是由于味觉或食欲的改变。食物中的油脂主要提供能量、脂肪酸和脂溶性维生素。油脂除了营养供应还能增加食物的色、香、味，有促进食欲的作用。油脂类食物食物对于肿瘤患者来说尤为重要。研究表明，提高肿瘤患者的脂肪比例，有助于改善患者的代谢异常。为肿瘤患者提供既能满足脂类营养需求又不增加机体负担的油脂，要注意以下几方面。

首先，食物的油脂能提供饱和脂肪酸和不饱和脂肪酸，饱和脂肪酸的碳链中没有不饱和的双键，而不饱和脂肪酸根据不饱和双键出现的位置分为 ω–3 脂肪酸、ω–6 脂肪酸和 ω–9 脂肪酸。动物性脂肪以饱和脂肪酸为主，植物性脂肪以不饱和脂肪酸为主，棕榈油和椰子油虽然是植物油，却富含饱和脂肪酸，因此用棕榈油炸制的食品不宜多吃。研究认为，ω–3 脂肪酸对人体血管健康更有利。膳食中最主要的 ω–3 脂肪酸是亚油酸和 α–亚麻酸，它们被认为是必需脂肪酸（EFA），因为这两种脂肪酸是人体自身不能合成且人体不可缺少的。橄榄油、大豆油、芝麻油、花生油、菜籽油等植物油所含的脂肪酸种类和数量不同，建议可以多种植物油混合食用，或者交替食用。

肿瘤进展期或终末期的患者，膳食中应适当减少低碳水化合物的比例，增加油脂的比例，目的是增加能量供给，尤其是营养不良的肿瘤患者。对于食量有限的患者来说，每克脂肪提供的能量比碳水化合物高，因此提高油脂类食物的比例更有利于保证患者的能量摄入。

由于食欲下降和味觉改变，患者不喜欢油腻食物，可以通过不同的食物品种增加油脂的摄入。食物中的脂肪存在形式多样，有烹调油、肥肉以及油炸食品这些看得见的油脂，也有包含在坚果、奶酪、糕点中看不见的油脂。患者可适当摄入这些"看不见的油脂"，如坚果就是既提供能量又提供不饱和脂肪酸和脂溶性维生素的食物，每 100 克山核桃（熟）可提供 596 千卡能量。

有研究发现，与标准口服营养补充剂相比较，术前给予患者富含 ω–3 脂肪酸、核苷酸和精氨酸的口服营养补充剂 5～7 天，可以降低腹部肿瘤大手术患者的术后死亡率，减少住院时间。在发生恶病质的肿瘤患者中，增加 ω–3 脂肪酸有助于缓解患者的肌肉衰减。如果患者吃不下含油的食物，可以通过口服深海鱼油制剂来补充 ω–3 脂肪酸。

▶▶ 肿瘤患者的主食应该怎么选择？

主食是指餐桌上的主要食物，如谷类、豆类和块茎类，它们是人类日常饮食所需蛋白质、淀粉、油脂、矿物质和维生素等的主要来源。根据国家卫计委(现国家卫健委)发布的《中国居民膳食指南(2016)》,正常成年人每天应摄入谷物及薯类食物250~400克,其中全谷物和杂粮、豆类50~150克,薯类50~100克。每天膳食中碳水化合物提供的能量应占总能量的50%以上,同时每天最好能吃50g以上的粗粮、谷类,包括玉米、紫米、高粱、燕麦、荞麦、麦麸等;各种干豆类如黄豆、青豆、赤豆、绿豆等;薯类包括马铃薯、甘薯、木薯等。谷类加工过于精细可导致其表层所含维生素、矿物质等营养素和膳食纤维大部分会流失,粗细粮搭配有利于合理摄取营养素,因此建议每天最好能吃50g以上的粗粮。肿瘤会引起胰岛素抵抗,放化疗治疗对机体的损伤可导致相当一部分肿瘤患者发生糖尿病或糖耐量受损,粗粮较精细加工的碳水化合物类食物血糖生成指数更低,更有利于控制血糖。

肿瘤患者的杂粮摄取也要适量,不宜多吃,由于肿瘤患者往往食量有限,同样重量和体积的杂粮供能少于精米精面,吃过多杂粮可能使患者能量摄入不足。同时杂粮中过多的膳食纤维可能会减少矿物质,如铁、锌、钙在肠道的吸收。另外,对于放疗后有放射性肠炎的患者,杂粮中过多的不溶性膳食纤维可能不利于受损肠道的恢复,因而建议吃杂粮要适度。如果肠道功能好,大便正常,可建议适量食用杂粮。

肿瘤患者密集治疗阶段需要高能量、高蛋白的饮食,当到了康复阶段之后,肿瘤患者就应当采用均衡的饮食模式。目前对于康复期的肿瘤患者,仍然推荐依照《中国居民膳食指南(2016)》的推荐膳食比例进行合理的饮食配比。

▮▶ 肿瘤患者能吃甜食或者冰激凌吗?

在日常生活中,很多人都喜欢吃甜食,冰激凌更是甜品里很受欢迎的一种。但是,有许多说法让肿瘤患者有很多忌口,甜食、冷食,尤其是冰冷甜品更是大忌。

这种说法可能与诺贝尔奖得主 Otto Warburg 提出的观点有关。

Warburg 认为，肿瘤的形成与线粒体功能缺失导致肿瘤细胞有别于正常细胞的无氧糖酵解有关，也就是说，肿瘤细胞比正常细胞更容易利用糖分来促进生长，肿瘤细胞对葡萄糖的利用速率是正常细胞的几十倍甚至几百倍。这种观点近百年来得到广泛传播，很多人可能基于这个理论产生了这样的想法：肿瘤细胞需要葡萄糖才能繁殖，患者摄入的葡萄糖越多，就会加快肿瘤的生长繁殖，因此不吃或少吃甜食，也能抑制肿瘤细胞的生长。但是后来的研究发现，完全禁止糖分摄入之后，很多细胞的生命活动就不能正常进行，白细胞、巨噬细胞、淋巴细胞等机体防御功能也不能正常发挥作用。美国癌症协会研究显示，癌症患者饮食热量至少应增加 20%，且目前无证据显示人体增加养分，会使癌细胞成长更快，反而有许多患者因养分充足而长期存活。盲目切断能量供应，最终的结果无非是与肿瘤同归于尽。目前肿瘤的治疗手段主要还是依靠手术和放化疗，这都需要患者有一个良好的身体状况才能进行。

Francesc Casas 曾于 2012 年在肿瘤学杂志 *Clinical and Translational Oncology* 上刊登了他的研究成果：冰激凌可以部分涵盖食物的作用并改善营养不良的肿瘤患者的 QLQ。同年，另一项发表于 *Eur Arch Otorhinolaryngol* 杂志的研究则发现，对头颈部肿瘤术后患者，术后早期服用冰激凌不但安全，还可以减轻放疗后不适，提高营养水平。在新西兰，更出现了一种含有乳铁蛋白的药用草莓味冰激凌，利用其中的乳铁蛋白对抗化疗药物对正常细胞的损伤，促进化疗患者的食欲。

因此，肿瘤患者偶尔进食甜食调节不良情绪或者作为能量补充都是可行的，没有必要过分抵制甜食。但是，长期大量摄入甜食则是另一回事。对有糖尿病、冠心病、高血压、胃病等基础病的肿瘤患者，大量食用冰激凌之类的甜食会带来血糖升高、胃酸分泌增加等问题，并且长期高糖分摄入的确会给肿瘤细胞的生长提供有利环境。此外，肿瘤晚期患者通常都会有胰岛素抵抗，放化疗对机体的损伤也会导致相当一部分肿瘤患者发生糖尿病或糖耐量受损，在这些情况下就要严格控制甜食的摄入了。

综上所述,甜食不是肿瘤患者绝对忌口的,但需要根据肿瘤患者的既往病史、当前的病情以及个人状态来进行综合权衡。

▌▶ 肿瘤患者该怎样吃蔬菜?

《中国居民膳食指南(2016)》中提倡餐餐有蔬菜,推荐每天摄入300~500克蔬菜,其中深色蔬菜应占1/2。

长期以来,各国科学家为了攻克癌症,都在积极努力地研究和探索蔬菜的抗癌机制。中、美、日等国家的科学家经过数十年的研究,发现了40多种有可能以某种形式防治肿瘤的蔬菜,如胡萝卜、番薯、大蒜、西兰花、蘑菇、香菇、魔芋、南瓜等。这些蔬菜主要为深绿色和橙色蔬菜、十字花科蔬菜(如卷心菜、西兰花、花椰菜、甘蓝)、葱属蔬菜(洋葱、大蒜)和番茄制品等。蔬菜(包括豆类及大豆制品)是复杂的食物,含有许多潜在的对肿瘤患者有益的维生素、矿物质、纤维、类胡萝卜素,以及其他生物活性物质,如萜类、固醇类、吲哚类和酚类,可以帮助人们预防癌症。

在蔬菜品种的选择上,现在认为不同颜色的蔬菜含有不同的植物化合物,其营养素品种及含量也有差异,建议摄取多种颜色的蔬菜。一般来说,叶菜类的叶子颜色越深,所含钙、铁、胡萝卜素、维生素 B_2 及维生素 C 也越多,以钙和铁的含量来说,深色菜比浅色菜要多一两倍到数十倍;胡萝卜素、维生素 B_2 及维生素 C 的含量,深色菜比浅色菜要多5~10 倍或 10 倍以上。深绿色的蔬菜,如西兰花、油菜、菠菜等由于钙和维生素 C 的含量较高,是肿瘤患者的重要选择。其他颜色的蔬菜,如红色的辣椒、番茄,橙色的胡萝卜,紫色的甘蓝、茄子,白色的萝卜等都能提供多种维生素、微量元素和膳食纤维。

因而,对于预防肿瘤,我们应强调蔬菜颜色的多样化,为人体提供更多样化的植物化合物。世界抗肿瘤学会认为,肿瘤患者患肿瘤后同样要采取与肿瘤预防一样的膳食,包括保证蔬菜的足量摄入以及蔬菜品种的多样化,即"彩虹原则",而不是迷信某一种特定的蔬菜有神奇的功效。

在蔬菜的加工过程中,不可避免会有营养素的流失,因而有些蔬菜是建议生吃的。但烹调过程有益于某些蔬菜营养素的释放和人体的吸收,如胡萝卜烹调后脂溶性的胡萝卜素更容易被人体吸收,番茄用油烹调后其脂溶性的番茄红素也更容易吸收。对于肿瘤患者来说,要注意不要大量生吃蔬菜,因为可能由于食物体积太大而影响摄入量,对于肠道功能有障碍的患者,生吃蔬菜也可能引起胃肠不适或腹泻等。

总之,患者要根据自己的身体状况选择蔬菜以及适宜的烹饪方法,保证每天蔬菜的足量摄入和蔬菜品种的多样化。

▮▶ 肿瘤患者是否应该多吃水果?

《中国居民膳食指南(2016)》中建议天天吃水果,推荐每天摄入200~350克新鲜水果,果汁不能代替鲜果。

无论是不是肿瘤患者,常吃蔬菜都有益健康,这个观念已经被人们普遍接受。但是水果能不能吃,却有许多争议。有的水果,如苹果、梨、哈密瓜、西瓜、枣、阳桃、杧果、樱桃、荔枝、木瓜、葡萄等,吃了之后容易导致腹泻,而食用香蕉、柚子、橘子、菠萝、猕猴桃、草莓则不易导致腹泻。传统医学上把前者归类为"性寒"或者是"性凉"类食物,认为食用它们不利于"补气固元",因此人们认为肿瘤患者不能吃这些水果。在现代医学上,这种腹泻称为"果糖不耐受"。人体内果糖的吸收依赖肠道里一种叫作 Glut-5 的载体,如果体内缺乏这种载体,水果中的丰富果糖就无法正常吸收,因而容易导致腹泻。但是人体内还存在一种名叫 Glut-2 的载体,它可以在葡萄糖的帮助下将果糖转运吸收。因此,体内缺乏转运果糖载体 Glut-5 的人吃水果容易导致腹泻,但如果选择葡萄糖和果糖比例更合适的水果,丰富的葡萄糖可以帮助人体转运和吸收果糖,腹泻的概率就大大降低了。

近年来,许多研究都发现水果对肿瘤的预防有益,甚至可以降低肿瘤的死亡率。比如,一项有关非典型增生营养干预实验的随访研究发现,食用新鲜水果可以降低食管癌死亡率的长期风险;有研究者发现,蔓越莓果实提取物的生物活性成分中富含多酚和非多酚,对结肠炎相关的结肠癌有化学预防作用;还有研究者发现,孜然果是木樨草素-7-O-葡萄糖苷的来源,对乳腺癌细胞有较强的细胞毒性。

尽管水果蔬菜对健康人群和肿瘤患者都很有好处,但也不是多多益善的。此外,水果中含大量的水分和糖分,过多食用会加重人体尤其是功能代谢受损的终末期肿瘤患者的代谢负担。大量的纤维素在肠内发酵产气,也可能会引起腹胀,引起肿瘤患者的不适。

肿瘤患者可以多吃水果,但不宜过量,在日常生活中应该合理搭配饮食,保障膳食平衡,科学地摄入各种营养物质。

▶ 新鲜水果蔬菜具有抗肿瘤作用吗?

1.丰富的叶绿素具有抗突变作用

国内外科研人员曾经采用先进的 SOS 显色试验,进行有关抗突变食物的研究。SOS 反应是细胞中核糖核酸受到损伤或核酸复制受阻时发生的一种有错误倾向的修复功能,SOS 显色反应试验能快速、有效地检测食物的突变或抗突变程度。研究人员筛选了 30 多种新鲜蔬菜,如生姜、青椒、洋葱、土豆、芹菜、胡萝卜、菠菜、花菜、白萝卜、蘑菇、莴苣、蚕豆、韭菜、黄豆芽、香椿、荠菜、西红柿、竹笋、大蒜等进行 SOS 试验测定。结果表明,大部分蔬菜的丙酮提取物有抗 SOS 反应,可能与含有叶绿素有关;大蒜、韭菜、韭黄、黄豆芽、西红柿等 10 多种蔬菜的水溶性提取物可抑制 SOS 反应,其中韭黄、大蒜、韭菜的作用最强,SOS 反应受到抑制,提示这些蔬菜有抗突变效能,水溶性提取物更接近生活条件,故抗癌意义更大。

2.含干扰素诱生剂

中国预防医学科学院病毒研究所的专家们用了 6 年的时间,终于揭开了蔬菜抗癌的奥妙——含干扰素诱生剂。干扰素诱生剂能够诱导、刺激细胞本身产生干扰素,促进机体增强抗病毒感染的能力和抑制癌细胞增殖的作用。从葫芦科的丝瓜、蛇瓜、瓠瓜,十字花科的红萝卜、白萝卜、青萝卜,到伞形科的胡萝卜,均含有干扰素诱生剂,为预防口腔癌、食管癌、胃癌和鼻咽癌,可尽量生吃上述富含干扰素诱生剂的蔬菜。

3.含多量硫化合物

富含多量硫化合物的蔬菜,有百合科的葱、洋葱、大蒜等,十字花科的白萝卜、圆白菜和芜菁等。如十字花科蔬菜中含有吲哚类化合物和芳香硫氰酸等癌细胞的天然抑制剂。据美国科学家试验研究证实,十字花科蔬菜中富含的二硫酚硫酮有抗癌作用。经动物试验证实,服用硫酚硫酮化合物,可明显减少苯并芘诱发胃癌和肺癌。另据美国激素研究所研究发现,大白菜中含有一种叫作吲哚–3–甲醛的化合物,能够分解同乳腺癌相关的雌激素,故经常吃大白菜可预防乳腺癌。专家们还建议,妇女多食用十字花科的蔬菜,对妇女特有的肿瘤疾病有一定的预防和治疗作用。

4.含 β–谷固醇

据某肿瘤研究中心的科学家研究证明,蔬菜中的一种主要成分β–谷固醇,具有防治肿瘤形成的作用。当给动物饲以含 0.2% 的 β–谷固醇饲料后,动物结肠上皮细胞的增长比未加该饲料的对照组降低50%。另有试验表明,将动物先饲以致癌物质亚硝胺化合物,然后再饲以 β–谷固醇,其中只有 1/3 的动物发生肿瘤,而对照组却有半数以上发生癌变。

5.含淀粉酶和番茄红素

日本科学家研究发现,萝卜中含有的一种"淀粉酶",能够解除强致癌物亚硝胺与苯并芘等毒性,使其失去致癌作用,其防癌效果较为显著。另外,莴苣、豌豆、豆芽菜、南瓜等亦都含有一种"酶",可以分解强致癌物质亚硝胺,有效预防癌变。此外,据美国的科研证实,多吃西红柿可降低前列腺癌以及胰腺癌的发病率。调查结果表明,每周吃含西红柿的食品 10 次以上的人与不吃西红柿的人相比,前列腺癌的患病率可下降45%。西红柿的防癌成分主要是番茄红素,它对人体内破坏遗传物质 DNA（去氧核糖核酸）并导致癌变的分子起干扰作用。

6.含 β-胡萝卜素

俄罗斯癌症科研中心多年来对 β-胡萝卜素的抗癌作用进行了研究。研究结果证实,服用 β-胡萝卜素制剂可使胃癌、肺癌、乳腺癌和脑肿瘤等的发病率下降 1/2~2/3。若体内缺乏 β-胡萝卜素或维生素 A,就有可能引发食管癌、胃癌、肺癌等多种癌症。据对美国、日本、伊朗等国家,以及我国华北地区进行的流行病学调查也发现,食管癌的发生与维生素 A 摄取不足有关,摄取含量低者患癌概率高。富含 β-胡萝卜素的蔬菜有胡萝卜、大辣椒、菠菜、韭菜、油菜、小白菜、芹菜、西红柿、竹笋、苜蓿和香菜等。

7.B 族维生素

在 B 族维生素中,B_2、B_6、B_{12} 和叶酸等均具有防癌作用。降低化学致癌物质在体内的毒性,需要维生素 B_2 参与。实验研究显示,多吃含维生素 B_2 的食物可防治肝癌。含维生素 B_2 的蔬菜有新鲜绿叶蔬菜、紫菜、香菇和鲜豆类等。叶酸及维生素 B_{12} 缺乏是食管癌高发的重要因素。山西省阳城县是食管癌高发区,山西医学院的专家们通过大量调查和检测发现,该县人群血清中叶酸和维生素 B_{12} 总体水平明显低下。可见,防止叶酸和维生素 B_{12} 缺乏是预防食管癌发生的措施之一。另据流行病学调查显示,缺乏叶酸还可导致宫颈癌、结肠癌、直肠癌和脑瘤等癌症,含有叶酸成分的主要蔬菜有菠菜、芹菜、牛皮菜、韭菜、包菜、菜花、莴苣等。

8.维生素 C

流行病学调查显示,食管癌、胃癌高发区居民的维生素 C 摄入量较低,若维生素 C 摄入量高,则食管癌、胃癌发病率低。维生素 C 可提高免疫功能,对抗和消灭癌细胞,通过促进干扰素的合成,能抑制癌细胞和致癌病毒,消除外来致癌物在体内的合成,有效地预防喉癌、食管癌、胃癌、肝癌和宫颈癌的发生。含有维生素 C 的蔬菜主要有小白菜、油菜、苋菜、青蒜、苜蓿、菜花、苦瓜、辣椒、毛豆、胡萝卜、白萝卜、莴苣等。

9.维生素 D

美国匹兹堡大学的研究人员发现,大量补充维生素 D 可使实验鼠身上的转移性前列腺癌得到抑制。这一发现为预防和治疗人类前列腺癌提供了一条新途径。研究人员将高度转移性前列腺癌细胞移植到一些实验鼠体内,然后将这些老鼠分成两组,一组连续三个星期注射维生素 D,一组不进行任何治疗。结果发现,注射维生素 D 的一组实验鼠与另一组相比,体内的肿块体积小 88%,已转移到肺部的肿块的数量少75%,肺部肿块的体积小 85%。科学家们以前进行的研究发现,部分前列腺癌患者血液中维生素 D 含量较低, 这表明维生素 D 和前列腺癌有一定联系, 但实验证明维生素 D 对前列腺癌扩散有一定的抑制作用还是首次。蔬菜中维生素 D 含量较高的品种有韭菜、大蒜、洋葱、大豆、香菜、白萝卜、芹菜、土豆、海藻等。

10.纤维素

蔬菜中所含的丰富的纤维素,是一种不能为人体所吸收的碳水化合物,主要由植物纤维、木质素、果胶、树胶等组成。研究人员分析了 13 例结肠癌、直肠癌病例后发现,蔬菜中的纤维素对于预防结肠癌、直肠癌有显著的作用,其原因就是纤维素的存在。纤维素诱导了肠道内有益菌群的大量繁殖,能结合肠内有毒物质促其排出体外,减少了有毒物质对肠道的毒害, 纤维素中的木质素能使体内吞噬细菌及癌细胞的巨噬细胞活力提高 2~3 倍,从而有效地预防癌症的发生。

11.大蒜素和多元酸人参萜三醇

调查研究发现,食蒜量与胃癌的死亡率呈负相关。食蒜量越多,死亡率越低,产蒜区胃癌患者的死亡率低就是一个证明。大蒜含有多种抗癌成分,大蒜中的大蒜素可阻断致癌物亚硝胺的合成,有防治消化道癌症的功效;大蒜中所含的硫基化合物能竞争性地结合亚硝酸盐,这便是大蒜阻断亚硝胺化学合成的机制。

动物实验证实了大蒜确实有抑制癌细胞的作用。两位日本学者用大蒜制成了一种抗癌疫苗,该疫苗含有一些接触过新鲜大蒜汁的癌细胞,将疫苗注入小鼠体内,随后再注入大量活的癌细胞,令人惊奇的是,竟没有一只小鼠发生癌症,而单纯接种癌细胞的小鼠全部都患上了癌症,这意味着大蒜疫苗的预防效果极高。饲以新鲜大蒜的雌鼠,乳腺癌的发生率要比一般雌鼠低得多。据美国科研发现,大蒜还对肝癌、肺癌、结肠癌等有预防作用。

另据日本科研发现,鲜姜也具有抗癌作用,其原因是鲜姜中含有多元酸人参萜三醇,这种物质可以抑制癌细胞的扩散。

12.多种微量元素

科学研究证实,微量元素硒、碘、铁、锌、锗等均具有防治癌症作用。如硒能防止致癌物质与正常细胞内的脱氧核糖核酸结合,抑制癌灶发育,并可刺激细胞内溶酶体活性,因此能起到防癌作用。具体来说,硒能降低黄曲霉素的毒性,同时可刺激免疫球蛋白和抗体的产生,从而增强人体对外来致癌因子的抵抗力。

科研人员对20个国家的肿瘤死亡率和每日硒摄取量的相关性进行调查分析,结果表明,硒摄取量与结肠癌、直肠癌、乳腺癌、胰腺癌、前列腺癌、膀胱癌、卵巢癌、白血病、肝癌和皮肤癌呈负相关性。含硒的蔬菜有大蒜、大白菜、洋葱和南瓜等。人体长期缺乏碘亦可患食管癌。在日常生活中,难免会使致癌物质亚硝胺(熏制食品、啤酒、香烟、化妆品都含有亚硝胺)进入人体,长期积聚后,则易诱发肿瘤。而碘能够阻断亚硝胺在体内的生成。尤其是碘可抑制食管癌变的发生,减少致癌物质在体内的吸收并加速其排泄,有保证正常细胞遗传因子不受致癌物质侵袭的作用。含碘的蔬菜有大白菜、紫甘蓝、萝卜缨、牛皮菜等。

13.多糖类物质

研究证实,食用菌中的菌菇类,如白蘑菇、金针菇、草菇、银耳和猴头菇等,都分别含有多糖类物质,可抑制人体癌细胞的增殖与分裂,从而具有明显的防癌抗癌作用。如香菇中所含的香菇多糖，其抗癌率可达80%～95%。据临床证实，香菇防治癌症的范围十分广泛，如食管癌、胃癌、肺癌、肠癌和白血病等多种恶性肿瘤。据日本媒体报道，有些癌症早期患者，由于长期食用菌菇类食物，竟然使癌瘤消失了，即使未患癌症，常吃菌菇也可防患于未然。

▮▶ 肿瘤患者吃维生素能否代替吃蔬菜水果？

答案当然是否定的。虽然蔬菜水果中含有丰富的维生素，但这绝不代表着维生素与蔬菜水果相等同。维生素不能代替蔬菜水果，因为维生素制剂多数是人工合成的，是纯药物制剂，而蔬菜水果则是多种维生素的集合体，是由不同比列构成的天然成分，两者在性质上并不相同。此外，蔬菜水果是成分非常复杂的食物，除了维生素外还含有着多种天然存在的化合物，如类黄酮（豆制品、茶中发现）、类胡萝卜素（冬瓜、南瓜、胡萝卜中发现）、花青素（茄子、紫甘蓝中发现）和硫化物（大蒜、洋葱中发现）等，这些物质都被科学验证具有防治肿瘤的作用。因而，对于肿瘤患者来说，维生素不能代替蔬菜水果。

另一个问题是，由于许多报道提出服用维生素的好处，让不少人误以为维生素补充得越多越好，甚至认为多服用维生素就可以预防肿瘤，于是便服用各种维生素药丸来补充。这其实是一个完全错误的观点，这样的做法也完全没有科学依据。对于维生素，我们需要认识到以下几点：首先，维生素并不是越多越好，它和任何药物及营养制剂一样，应按需服用，多余的部分人体并不能吸收，反而会对人体有负面影响；其次，在我们日常摄取的蔬菜水果中，已经富含了各种各样的维生素，只要我们合理膳食、营养均衡，便不会出现维生素缺乏的现象。

最后，对于因食管、胃、肠道的手术等不能正常进食的肿瘤患者，我们可以将蔬菜水果适当加工以促进摄入，可以做成半流质或者流质食物，如水果泥、果汁等。如果摄入量仍显不足，可以考虑适当服用维生素补充剂。值得注意的是，一定要科学补充，以保证合理摄入，以营养均衡为原则。

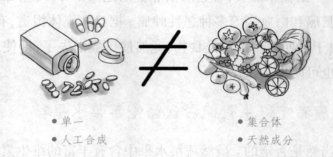

- 单一
- 人工合成

- 集合体
- 天然成分

▣▶ 患者怎样加强营养？怎样制备高蛋白流质食物？

危重患者及外科术后患者通常需要依赖流质饮食获取每日必需的营养元素。由于固形物添加较少，流质饮食所含蛋白质、能量较低，难以满足患者机体需求，从而导致负氮平衡。长期摄取流质饮食可能引起营养不良，增加术后并发症及死亡风险，影响患者的远期预后。

日常饮食中蛋白质的主要来源包括肉、蛋、奶和豆类等食物，而氨基酸是组成蛋白质的基本单位。氨基酸包括必需氨基酸、半必需氨基酸和非必需氨基酸，其中的 8 种必需氨基酸无法通过机体自身合成，必须通过日常饮食摄取，肉类中所富含的动物蛋白可提供大量必需氨基酸，因此是优质的蛋白质来源。某种必需氨基酸摄入不足会严重影响人体的蛋白质合成，造成其他氨基酸过剩，因此科学、全面的膳食尤为重要。

为提高流质饮食中的蛋白质含量，目前使用较多的方法包括两种：一是添加含有丰富必需氨基酸的大豆分离蛋白；二是适当增加流质饮食中的豆制品用量。这样既可以摄取优质的植物蛋白，又可避免少部分患者产生乳糖不耐受症状。如条件允许，也可参照国际上公认的指南在膳食中添加强化营养素来满足人体每日需求。

能量不足是流质饮食的另一大问题。淀粉酶主要存在于唾液和胰腺中，患者淀粉酶分泌不足可导致食物利用效率低下，因此在淀粉类食物(如米糊)中添加少量食用级淀粉酶,一方面可使流质食物更易被消化,另一方面可改善流质食物的口感,使其更易被患者接受。

▶ 肿瘤患者术后胃口差,只吃米粥、喝汤,营养够吗?

对于肿瘤患者的术后饮食,我们需要分阶段来进行调节,根据患者手术后的身体状况,一般将其分为三个阶段:流质期、半流质期和普通膳食期。在术后,大部分患者的心理都会比较紧张,有时会因接收到各种外界信息而产生困扰,如哪些饮食需要忌口,哪些不能一起食用等。

其实,术后确实有些饮食需要忌口,比如一些辛辣油腻的食物不能吃,容易引起伤口的瘙痒甚至不利于愈合;对于一些过冷、过烫的食物也要尽量避免,因为可能会损伤消化器官的黏膜组织,同时也不利于营养素吸收。

对于刚做完手术的患者,在术后几天内一般建议以流质饮食为主,如豆浆、牛奶、果汁、鸡汤等,每天少量多次饮用。之后可以尝试半流质饮食,以比较清淡的面条汤、白粥、稀蛋羹、清淡面片汤等食物为主,可以适当增加一些熬制后比较软的蔬菜。普通膳食和我们的正常饮食比较接近,但一定要注意以下两个原则:清淡饮食,少食多餐。另外,我们还需要补充一定的优质蛋白和不饱和脂肪酸,注意可以适当增加杂粮类的比例,但一定要做得比较软烂,易于消化。

在日常生活,中人们常有两个误区存在。首先,有不少人认为,我们可以通过控制饮食以达到"饿死"癌细胞的目的,所以应该严格控制癌症患者的进食量,这显然是一个错误的观点。事实恰恰相反,由于癌细胞是一种增殖速度非常快的恶性肿瘤,在其急剧增长的过程中会大大消耗人体的营养,导致人体营养不足,体质下降,如果没有良好的营养支持,就会对人体造成更加恶劣的影响。另一方面,有不少人认为癌症患者需大补特补才能更快地恢复健康,其实这也是没有科学依据的。在癌症侵袭人体的过程中,会严重破坏人体的各个器官,使其功能受损。

比如，经常会出现食欲下降、味觉减退，消化功能障碍等症状。这时如果大量给患者进食所谓"大补"的食物，不但不利于患者的健康恢复，反而还会加重患者胃肠功能的负担，进一步引起消化吸收功能障碍，从而影响患者的健康。

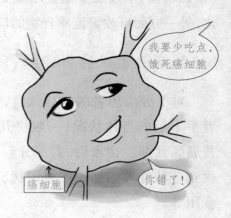

患者术后恢复期间，应该尽可能保证每日摄入足够的营养，以达到促进康复的目的。有以下几点建议供大家参考：

建议一，增进食欲，进食前可轻微活动 3 ~ 5 分钟，少食多餐。

建议二，增加饮食的品种，适量补充微量元素和多种维生素，可通过食用蔬菜或水果，如红薯、蘑菇、番茄、苹果等进行补充。

建议三，不要盲目服用保健品或者滋补品，要听从医生的建议。

癌症并不可怕，要端正心态，合理调整饮食结构和生活习惯，使膳食结构均衡合理，日常作息规律健康，这样才能更好地改善患者的营养状况，提高生活质量，加快身体恢复。

▓▶ 肿瘤患者可以吃坚果吗？

坚果富含多种脂肪酸及微量元素，花生、杏仁、榛果等均被认为有增强体质、促进健康的功效。坚果富含 ω–3、ω–6 不饱和脂肪酸，现代的科学研究表明，不饱和脂肪酸具有调节血脂、清理血栓、增强免疫的功效。另外，单不饱和脂肪酸还可有效提高血清中高密度脂蛋白的含量，从而降低血液中的甘油三酯，对防范心血管疾病具有一定作用。那么，肿瘤患者是否同样可以摄入坚果呢？

首先，肿瘤患者由于疾病消耗，食欲降低，大多伴有不同程度的营养不良。因此，增进食欲、加强营养对肿瘤患者的康复十分重要。多样化、高蛋白、易消化的食物是理想选择，应注意避免摄入腌制、油炸、熏烤食品,防止对胃肠道造成刺激。在主食方面应注意搭配适量粗粮及膳食纤维,保证营养均衡。

因此,总体来说适量食用坚果对肿瘤患者有益,但仍需注意视具体疾病而定。由于坚果类食物大都比较坚硬,咀嚼不充分可能对消化系统造成较大负担,特别是术后吻合伤口愈合不全的患者应禁忌食用坚硬食物。患者饮食应少食多餐,以清淡、易于消化的食物为主,这样既可减轻消化系统负担,也利于保持大便通畅。若食用坚果类食物,需特别注意充分咀嚼,或者通过烹饪使之松软。下面是常见的两种坚果食用方法。

(1)芝麻杏仁蜜粥:芝麻 15 克,甜杏仁 9 克,蜂蜜 9 克,煮粥食用,润燥通便。

(2)麻仁松子粥:麻子仁 15 克,松子仁 15 克,小米 100 克煮粥食用,可养血通便。

消化道肿瘤组织血管丰富,食用坚果时咀嚼不充分可能导致大块的碎块进入食管、胃肠道,有可能划破肿块,导致消化道内出血,因此消化道肿瘤患者应避免食用坚果。同样,对于肿瘤造成消化道梗阻的患者,坚果可能导致消化不良,引起便秘,进一步加重病情,所以也应避免食用。而对于非消化道肿瘤患者,建议适量食用坚果补充营养。

▶▶ 肿瘤患者如何通过饮食调理提高睡眠质量?

心理学研究表明,大部分肿瘤患者确诊后会经历以下 5 个心理过程:①否认;②愤怒;③交涉;④抑郁;⑤接受。复杂的心理活动和巨大的心理压力会导致患者出现失眠症状,通常表现为入睡困难、睡眠潜伏期长、睡眠维持困难、觉醒次数增加和觉醒持续时间延长、总睡眠时间缩短和日间瞌睡增多等。严重的患者还会出现焦虑、抑郁、激动、情绪不稳、记忆障碍等症状。

对肿瘤患者而言,可从以下几个方面改善睡眠质量:克服恐惧心理、情感支持、疼痛治疗、减少化疗不良反应,以及食物调理。

饮食调理治疗失眠是较为简便的方法,一般来说,富含糖类的食物可促进睡眠,而过于油腻的食物则会对睡眠产生不利影响。肿瘤患者在睡前应尽量避免大量进食,避免饮用红酒、咖啡、绿茶等易导致兴奋的饮品,可选择性摄入一些富含色氨酸的食物(如牛奶、花生)。另外,香蕉中的卵白质对失眠也有疗效,其富含的氨基酸也可帮助患者快速入睡。同时香蕉中含有的大量碳水化合物、膳食纤维等还有一定的抗癌作用。

从中医角度,某些药材对治疗失眠也有一定效果,如莲子、茯苓、五味子、百合等。莲子含有荷叶碱、金丝草苷等物质,可用于治疗脾虚泄泻、心悸失眠、虚烦消渴等症,对缓解神经衰弱、慢性胃炎、消化不良等有一定效果。小米芡实莲子粥或冰糖莲子汤、银耳莲子羹均为改善睡眠的良方。除此以外,新鲜的莲子也有助眠的效果。患者睡前可适当进行一些促进睡眠的活动,如播放一些舒缓的音乐、散步、冥想、沐足等。适宜的睡眠环境也尤为重要,患者应尽量选择合适的床垫以及整洁的被褥,避免嘈杂的环境。如睡前有药物需要服用,应至少提前1小时服。睡前还要避免情绪起伏或是兴奋过度,对本身有睡眠障碍的患者,可适当服用褪黑素或使用睡眠喷雾。

▶ 肿瘤患者可以参加体育锻炼吗?

在肿瘤患者接受治疗和病情康复的过程中,适当的体育锻炼有助于增强体质、促进健康。具体来说,体育锻炼可以增加耐力,增强心肺功能,预防骨质疏松,防止血栓形成,降低体重,减少脂肪堆积。肥胖是直肠癌、乳腺癌、前列腺癌等癌症发病的危险因素,保持理想的体重有助于降低患癌风险。体育锻炼可以加速新陈代谢,从而促进身体里的致癌物质排出体外;另一方面,癌细胞喜欢氧气不足的环境,体育锻炼可加快血液循环,降低癌细胞在血液中停留和定植机会,减少癌细胞转移风险,同时也易于被免疫系统识别和清除。此外,体育锻炼能够促进骨髓中白细胞的生成,增强其吞噬能力。体育锻炼还可以调节心情和精神状态,让人感到愉悦,改善情绪,消除压力和焦虑,在正常治疗的基础上,配合适度的体育锻炼,可以减少癌症复发概率,延长患者的生存期。

体育锻炼按照耗氧量可以分为有氧运动和无氧运动。有氧运动也叫作有氧代谢运动,是指人体在氧气充分供应的情况下进行的体育锻炼。好处在于可以增加氧气的摄取量,能更好地消耗体内多余的热量,其特点是强度低,肌肉不容易疲劳。癌症患者应以有氧运动为主,以下简要介绍几种常见锻炼方法。

散步:散步是最简单易行的体育锻炼,适合各个年龄阶段的肿瘤患者。经常散步能够增加肺活量,加强下肢肌肉,减少血栓,中老年人多散步还可以预防骨质疏松、防止骨折。散步时鞋袜的选择尤为重要,应穿着大小合适的运动鞋或布鞋,不宜穿拖鞋,舒适的棉质运动袜可以减轻脚底疲劳。衣服也不宜太少,尤其是秋冬季节,应注意避免着凉感冒。散步的路线应提前规划,应选择熟悉的路线,途中最好有卫生间,方便解决大小便问题。散步还应该选择空气清新的地方,春踏芳草,夏蹚河畔,秋赏枫林,冬行松间,公园、湖边、海边都是散步的好去处,优美景色可以让心情舒畅;如遇雨雪天气,也可以在室内走廊等处散步。行走距离以 6000 步为宜,如遇身体不适,应充分休息。

慢跑:慢跑可以强化呼吸功能,增加肺活量,提高人体通气和换气能力,慢跑时对氧气的需求量是静坐时的 8 ~ 12 倍,慢跑对体力的要求较散步高,不适合尚处于肿瘤治疗期或初愈患者,适合较年轻和体力较好的肿瘤患者。

太极拳:太极拳是我国传统的健身方式,其特点是动作缓慢柔和,体态自然舒展,动静结合,可增强人体血液循环,提高红细胞运输氧气的能力,增强心肺功能,提高抗病能力。长期练习可以使呼吸自然、悠长。

八段锦:八段锦已流传 800 多年,分 8 个动作,主要是上肢、头颈和躯干配合,其特点是简单易学。

五禽戏:五禽戏相传为汉朝名医华佗所创,由五种禽兽的动作演化而成,是一套医疗保健体操,其特点在于自然,无拘无束,松紧互用。

此外,对于长期卧床、大病初愈或者存在肢体行动障碍患者,应以被动锻炼为主,可在康复师或家人的帮助下被动接受运动,改善局部血液循环,放松身心。被动锻炼的主要方式包括局部或全身的按摩,四肢的被动屈伸,躯体的转动等,在被动锻炼前,协助者应充分了解病情,动作轻柔,避免造成疼痛或损伤。同时注意禁止按摩、挤压肿块。患者自身也可采用意念调控锻炼,如气功中的静功,通过调整呼吸,意念引导,放松身心。

总之,肿瘤患者在康复期可依据自身情况,由易到难,由简到繁,循序渐进,选择一种或多种体育锻炼方式,持之以恒地坚持锻炼。在开始锻炼前应提前了解所选方法的主要功效和注意之处,必要时应在教练指导下或他人陪同下进行,避免锻炼引起意外损伤。在锻炼过程中可以树立坚定的信心、长期锻炼的决心和毅力,同时也可以增强抗癌的信心。但也切忌迷信,不要认为锻炼可以代替正规的随访和治疗,还是要以医院治疗为主,锻炼为辅。

▶▶ 咖啡适合肿瘤患者吗?

咖啡是世界三大饮料之一,广受大众喜爱,很多肿瘤患者也有喝咖啡的习惯。很多人认为喝咖啡对健康有害,肿瘤患者更是万万不能喝咖啡,这个观念是错误的。"咖啡对健康有害"这一观点最常见的原因是认为喝咖啡可能导致胃病,其实不然。2013年,一项对8013例喝咖啡的健康人群的调查发现,即使空腹喝咖啡,也不会增加胃溃疡或十二指肠溃疡的发生率。不过,对于原本就存在胃肠道功能不良的人,咖啡对胃肠道确实会有一些影响,比如增加胃酸的分泌,松弛食管括约肌,以及促进小肠蠕动等,喝咖啡后可能会出现消化道不适。实际上,咖啡中富含游离脂肪酸、咖啡因、单宁酸等营养物质,适度喝咖啡不仅能够提神,还可以可以缓解疲劳,减轻肌肉的紧张程度。另外,咖啡因是一种天然利尿剂,具有利尿作用,对一部分人来说,喝咖啡还会有通便效果。

对于肿瘤患者来说,咖啡是否会诱发肿瘤或者导致肿瘤复发是一个非常值得关注的问题。2016年,世界卫生组织(WHO)就明确表示:咖啡不存在致癌危险。2017年,国际癌症研究基金会发布的报告也指出:没有证据显示喝咖啡会致癌。一项研究结果显示,喝咖啡可以减少心脏病、糖尿病等疾病的发病及死亡。咖啡能降低前列腺癌、子宫内膜癌、结直肠癌、食管癌、肝癌的发生风险。咖啡摄入也能降低绝经后乳腺癌的发生风险,尤其降低BRCA1携带者乳腺癌的发生风险。值得注意的是,不宜喝特别烫的咖啡,尤其是65℃以上的热饮可增加食管癌的发病风险。所以,咖啡并不像大众所认为的那样有致癌风险,在某种程度上还可以降低癌症的发生。

另一方面,咖啡提神的主要成分是咖啡因,它可以通过抑制腺苷酸的嗜睡作用兴奋中枢神经系统,其代谢由人体 *CYP1A2*、*PDSS2* 等基因控制。对于肿瘤患者来说,咖啡的提神效果个体差异较大,其内在原因在于以上基因的表达差异,这些基因表达较多的人,咖啡因的代谢速度比较快,从胃肠道摄入的咖啡因能够很快清除,咖啡提神效果就不好;相反,有些人的咖啡代谢相关基因表达较少,对咖啡因比较敏感,少量咖啡就可以引起长时间的兴奋,也有可能在喝完咖啡后出现心跳加速、恶心、头晕等不适感,这种现象称之为"咖啡因不耐受"。对于这部分对咖啡因比较敏感的肿瘤患者,咖啡因代谢速度慢一些,可以适当调整喝咖啡的频次和量。除此之外,速溶咖啡或者其他花式咖啡常常需要加入较多的糖、牛奶或奶油,使得咖啡热量较高,长期大量饮用可能导致热量摄入过多,导致肥胖。最后,咖啡因的半衰期为8~14小时,因此喝咖啡也可能影响肿瘤患者的睡眠。总而言之,肿瘤患者可以喝咖啡,不过要注意适量。

▮▶ 肿瘤患者能喝酒吗?

酒文化在中国有着悠久的历史,中国人热情好客,亲朋好友相聚,常饮酒助兴。民间更是有观点认为喝点酒可以"活血化瘀",还有人认为白酒可以治疗感冒、红酒能够降低心血管病风险。其实,这些说法科学依据不足,相反,过量饮酒不利于健康。

科学界对于饮酒的利弊一直存在争议。近期有研究认为,适量饮酒对健康有益的说法并不存在,还认为饮酒会引起基因突变,甚至导致癌症。其实,早在 2002 年就有研究认为,男性和女性中与饮酒有关的癌症发病率分别为 5.2% 和 1.7%。在国际癌症研究机构(IARC)的致癌物分类中,酒精饮品被归类为与癌症发生关系最密切的 I 类物质,饮酒也被列为与癌症明确相关的危险生活方式之一,认为饮酒者的口腔癌、食管癌、直肠癌、肝癌以及乳腺癌的发病率均高于不饮酒者。动物实验发现,酒精有利于肿瘤细胞扩散、导致肿瘤恶化。饮酒有害健康的原因主要有两方面,其一,酒精(乙醇)是酒的主要成分,其在人体内主要经过肝脏代谢,经过乙醇脱氢酶与乙醛脱氢酶加工,最终生成对人体无害的醋酸,但其中间代谢产物乙醛对人体具有毒性,损伤人体细胞,影响肝脏、心脏和大脑功能,甚至诱发与肿瘤相关的基因突变。另一方面,在酿酒过程中产生的亚硝胺类化合物、氨基甲酸乙酯等致癌物质,被人体摄入后易诱发肿瘤,当然,此方面可以通过优化酿酒工艺减少致癌物质含量。

也有多项研究认为,适量饮用葡萄酒,可以降低患心血管疾病的风险、预防老年性痴呆、避免癌症的发生、有利于肠道健康,还利于心理健康,并能延长人们的预期寿命。流行病学家通过对 18 个国家死亡证明的研究发现:适度饮用葡萄酒与心血管疾病的死亡率存在反比关系,特别是其中的白藜芦醇、槲皮素及单宁酸等成分不仅对心血管系统有益,还有一定的抗肿瘤作用。美国加州大学神经学家进行的一项为期 15 年、针对 1700 名 90~99 岁老年人的研究也发现,适度饮酒有助于延长寿命,并且相对于温和运动更有效。每天喝一两杯葡萄酒或啤酒的人,能够降低 18% 过早死亡的可能性。

当然,对于肿瘤患者来说,通过饮酒预防心血管疾病和抑制肿瘤细胞有点得不偿失,因为摄入的酒精代谢成乙醛后对身体带来的伤害,可能要大于其他成分带来的好处。另一方面,对于不同的饮酒者,或者同一饮酒者不同的身体健康程度,饮用同等量酒带来的损伤也存在明显差别。"适量饮酒,有益健康"的"酒量"难以量化,故而难以确定一个适用于所有人的无害饮酒量。因此,对于肿瘤患者,不建议其饮酒。

▮▶ 肿瘤患者伴有糖尿病,日常该怎样饮食?

糖尿病分为 1 型和 2 型两种,1 型糖尿病主要与自身免疫相关,可发生于任意年龄阶段。2 型糖尿病通常与肥胖有关,发病年龄多为中年以后,发病率远高于 1 型糖尿病,主要是因为患者体内胰岛素不足。肿瘤和 2 型糖尿病都是临床常见疾病,且两者互相影响,糖尿病患者肿瘤发病率高,肿瘤患者血糖异常发生率高。目前认为,消化系统肿瘤如肝癌、肠癌,妇科肿瘤如子宫内膜癌、乳腺癌等均与 2 型糖尿病有相关性。而且体重指数(BMI)超标也是增加上述肿瘤和糖尿病风险的共同因素。此外,在肿瘤治疗过程中可能影响血糖的水平,如化疗方案中含有糖皮质激素,可以促使血糖升高,增加糖尿病急性并发症风险。

在肿瘤合并糖尿病患者治疗过程中,糖尿病营养治疗非常重要,但同时在营养摄入上也存在矛盾。肿瘤是高消耗性疾病,患者需增加营养的摄入,而糖尿病饮食的原则是需要控制热量。肿瘤患者常伴有营养不良,在对患者增加营养的同时又需要考虑营养摄入对血糖的影响,增加了治疗的难度。因此,肿瘤合并糖尿病患者在饮食上较单纯肿瘤或糖尿病患者更为严格。对于肿瘤患者及其家属而言,他们虽有积极的营养态度,但营养知识比较缺乏。因此,应从患者实际情况出发,结合患者自身饮食习惯,与营养师沟通,调节和控制每天碳水化合物、蛋白质之间的比例,制订完善的营养计划,每天按照饮食计划规律进餐,定时、定量,少食多餐,实施糖尿病患者专用饮食计划。

肿瘤合并糖尿病患者饮食的总原则是低热量、优质低蛋白质饮食,高维生素、低脂肪,注重高钙低磷。具体来说,主食应以粗粮、杂粮为主,如玉米、红薯和燕麦等,多食用新鲜蔬菜,如白菜、芥菜、青菜、菠菜、黄瓜、番茄和茄子等,以补充足够的维生素、膳食纤维及微量元素。适量进食含高淀粉的食物如粥、米粉、面包和饼干等。同时应适量摄入优质蛋白质,多选择鸡、鱼、虾等白肉,少食用猪肉、牛肉和羊肉等红肉。牛奶蛋白是最佳蛋白来源,鸡蛋和植物蛋白也可以选择,需要注意的是,植物蛋白中必需氨基酸含量较少,难以满足人体的需求,长期素食可引起蛋白质营养不良。动物内脏因磷含量较高,不宜多吃。糖尿病患者还需特别注意钠盐的摄入,钠是人体最重要的电解质之一,摄入不足可引起细胞代谢障碍,摄入过多可导致水钠潴留,易引起水肿等。含糖量高的食物,如白砂糖、糖果、蜂蜜及含糖饮料,会引起血糖显著升高、增加胰腺负担,从而加重病情,也不宜食用。如果血糖控制理想,可以少量选用苹果、梨子、橙子、桃子等含糖较低的水果;如果血糖控制不理想,可以用黄瓜和西红柿等代替水果。此外,还应多饮水,保持大小便通畅。总之,对于肿瘤患者,均衡饮食,定时定量进食有助稳定血糖。

▶ 肿瘤患者的高血压应怎么处理?

高血压是影响人类健康的常见疾病,我国有近 3 亿高血压患者。肿瘤患者合并高血压并不罕见,尤其在中老年恶性肿瘤患者中更为常见。高血压与肿瘤密切相关,有研究指出,血压高于正常的男性患癌风险增加 10% ~ 20%,且高血压会增加肿瘤死亡风险,降低肿瘤患者的总体生存率。同时,高血压也是老年肿瘤患者最常见的并发症,发生率可达 40%。其原因主要有两点:一方面,肿瘤和高血压存在类似的致病因素,包括年龄、吸烟或二手烟、糖尿病、高脂血症或血脂异常、超重或肥胖、低运动量和不健康饮食等;另一方面,高血压本身可能是肿瘤发生的危险因素,参与和促进肿瘤的发生过程。

对肿瘤患者合并高血压的情况进行全面、详细的诊断和评估是治疗的基础。肿瘤患者的高血压诊断标准与普通人群一样,在未使用降压药物的静息状态下,多次测量收缩压/舒张压大于等于 140/90 毫米汞柱(1

毫米汞柱约为 0.133 千帕)。以往,依据血压水平将高血压分为 1 级、2 级和 3 级,在 2020 年国际高血压学会新修订的《全球高血压实践指南》中,将 3 级高血压合并为 2 级,使高血压分级更加简单。在评估过程中,也可参考美国国家癌症研究所制定的《化疗常见毒性分级标准》中关于高血压的评分标准。具体需要患者协助医生完成诊断和评估,以便制订降压计划。

在治疗上,首先应消除负面情绪,建立积极心态。患者常因罹患肿瘤存在巨大的心理压力和负面情绪,医护和患者家属需要重视患者心理健康,协助患者认识肿瘤合并高血压的危害,但又要帮助其控制不良情绪,学习一些有关恶性肿瘤治疗与高血压防治的相关知识,对疾病有充分的认识和心理准备,从而积极调整心态,树立战胜疾病的信心,以积极的心态配合治疗。

生活方式在高血压治疗中具有重要作用,规律作息,充足睡眠,二便通畅,营养均衡,多吃水果蔬菜补充维生素,每日健康饮水,戒烟戒酒,控制体重,控制胆固醇及饱和脂肪酸的摄入。限制钠盐的摄入尤为重要,每日使用钠盐应不超过 5 克。在患者血压稳定时,可根据身体情况进行适当的活动。

对肿瘤合并高血压患者,一般以降压药物治疗为主。具有主导地位。依据既往血压情况,积极给予药物治疗,使其达到目标血压水平。对于合并糖尿病的患者,降压目标水平为 140/90 毫米汞柱;对于无糖尿病的患者,降压目标水平为 130/80 毫米汞柱;对于 70 岁以上的老年患者,特别是合并有脑血管病变者,降压应适度,血压维持在 150/90 毫米汞柱即可,以防发生脑供血不足。家中应常备血压计,电子血压计简单易用,患者及家属可以定期自我测量,如有较大波动,要及时和医生联系,必要时调整治疗方案。

值得注意的是,有部分肿瘤患者在接受治疗前并不存在高血压,因抗肿瘤治疗而发生的继发性高血压也是肿瘤治疗的副作用之一。其主要原因在于抗肿瘤药物干扰了血管的正常生长,导致血流重新分布。可引起高血压的抗肿瘤药物包括靶向药物索拉替尼、舒尼替尼和贝伐单抗等,也包括促红细胞生成素和非甾体抗炎药。另外,颈部放疗也会导致患者血压升高。对于靶向药物所致的高血压,主要防控原则包括:在用药前监测基础血压,在用药期间加强血压监测,尤其是药物输注过程中监测血压,如出现高血压,则根据不同情况采取常规降压处理。

▶▶ 消化道肿瘤影响营养吸收吗?

消化道肿瘤早期隐匿,不会引起特殊不适,往往需要高分辨率内镜检查才能发现。目前的研究尚未证实这样的早期肿瘤对饮食及消化吸收有何影响。

进展期消化道肿瘤影响营养物质吸收的因素可以归纳为以下几个方面。

1.全身因素

厌食:进展期消化道肿瘤,尤其是晚期肿瘤,常引起患者食欲下降,甚至厌食。主要原因包括:患者味觉减退影响食欲;体内大量代谢产物如乳酸、酮体等易引起恶心;颅内转移压迫下丘脑至中枢性食欲减退;心理-生理效应等。

代谢异常:随着肿瘤的生长,不断改变机体的代谢。主要表现为基础代谢增加,能量消耗增多。糖酵解增加,体内能量浪费;肝脏内由乳酸异生成糖原增加,进一步增加耗能。肿瘤细胞内蛋白质合成增加,以维持其无限制增殖,导致骨酪肌肉分解加快,肌肉萎缩。同时肝脏白蛋白合成下降,白蛋白利用增加,造成低白蛋白血症。脂肪动员加快,脂肪储备消耗,表现为高脂血症。

发热:进展期肿瘤患者常伴有不同程度的发热,发热加快基础代谢,促进能量消耗。肿瘤患者发热的原因除感染外,主要与肿瘤细胞释放致热原、组织坏死和肿瘤细胞产热过多有关。

恶病质:是消化道肿瘤患者晚期最严重的症状,表现为躯体极度消耗,营养状态极度恶化。特点是组织消耗、体液丢失、代谢异常与营养素摄入吸收不良。体检可见极度消瘦衰弱,体脂消失,骨骼肌肉和内脏萎缩,体重下降,皮肤萎缩变薄,压迫部位可出现红斑甚至溃疡,下肢和男性阴囊水肿。生化检查有贫血、低血糖、高血脂、低蛋白血症、血乳酸过多、葡萄糖不耐受、电解质紊乱等。患者可能有肠道菌群紊乱,影响营养素的消化吸收。

2.局部因素

机械压迫:局部肿瘤生长可导致消化道完全或不完全梗阻,影响进食和营养吸收,导致营养不良。

吸收减少:上消化道肿瘤,或伴有颅内转移导致颅内压增高时,患者常伴有呕吐,导致患者消化液丢失,影响营养物质吸收。某些结肠肿瘤或激素分泌性肿瘤引起的腹泻,可导致肠内容物排泄过快,影响营养物质吸收。肿瘤累及胰或胆总管,影响胰酶和胆汁的分泌,导致脂肪和脂溶性维生素吸收受损、蛋白质的消化吸收不良等。肿瘤浸润小肠壁可导致小肠绒毛萎缩或绒毛内淋巴管扩张,影响小肠对营养物质的消化吸收。腹腔肿瘤导致胃－结肠或空肠－结肠瘘,食糜不经回肠吸收而进入结肠,造成严重的吸收障碍和水电解质紊乱。营养不良造成的小肠绒毛萎缩也会引起营养物质吸收不良。

▶ 胃癌患者该怎样饮食?

不同分期的胃癌患者对饮食的要求不同。早期黏膜内癌,很微小,往往需要高清内镜仔细检查才能分辨出。这样的早期肿瘤,对局部和整体的影响都微乎其微,因此患者的饮食几乎与常人无异。

进展期胃癌需要限期手术治疗。在术前,因进展期胃癌突出黏膜表面,质地脆、易出血,因此应避免选择生、冷、硬,难以消化的食物,以免刺激肿瘤创面,造成出血甚至穿孔。胃贲门和幽门处的肿瘤,易导致管腔狭窄,造成梗阻。发生梗阻后,不能正常进食,只能依靠输液暂时补充营养,同时应积极准备,尽早手术。在术后初期,处于禁食阶段,依靠全肠外营养途径补充营养。目前研究认为,术后应尽早给予肠内营养,促进患者消化功能恢复。对于广大患者来说,在住院期间,围术期营养支持完全交给专业医护人员管理,患者及其家属真正要学习和掌握的是出院后的家庭饮食管理。

胃癌术后家庭饮食管理,总的要求是:热量充足、富含优质蛋白、饮食结构均衡、适当补充膳食纤维。首先热量充足、富含优质蛋白的饮食,是因为患者在出院时只是从手术中初步恢复,脱离了手术并发症的高风险时段,并不代表患者已完全康复,所以患者出院后还需加强营养,保证热量供应,补充充足的优质蛋白,促进手术创面的生长。此外,癌症患者体内蛋白质分解率增加,合成率减少,营养处于入不敷出的负氮平衡状态,故对蛋白质的需求量增加。一般每日摄入蛋白质应达到每千克体重 1.5 克以上,而且应以优质蛋白饮食为主,如鸡蛋、牛奶、肉类、豆制品等。其次,饮食结构均衡是指患者食谱不可单一,应精粗荤素搭配,要尽可能做到清淡和高营养、优质量相结合,质软易消化和富含维生素相结合,新鲜和寒热温平味相结合,供应总量和患者脏腑寒热虚实证相结合,最好定期前往营养专科门诊就诊,在医生的指导下进行饮食调理。

根据目前的临床研究,胃切除术本身对患者的进食量和营养代谢存在一定程度的影响,尤其是全胃切除术的患者,如果出院后不注重

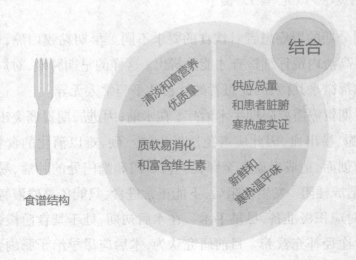

食谱结构

营养管理,患者会很快出现严重的营养不良,从而影响后续的抗肿瘤治疗。

▮▶ 结直肠癌患者可以吃新鲜的水果、蔬菜吗?

不同分期的结直肠癌患者进食新鲜的水果、蔬菜的要求不一样。黏膜内早期癌症患者几乎与常人无异,可以正常进食新鲜的水果和蔬菜。术后,根据手术创面的不同,往往需要禁食或进食流质食物一段时间,不适合进食新鲜的水果和蔬菜。进展期肠癌,病灶突出黏膜表面,质地脆、易出血,新鲜的水果和蔬菜富含大量膳食纤维,容易刺激肿瘤创面,引起出血。所以对于进展期肠癌患者,可以考虑将新鲜的水果、蔬菜榨成汁饮用。当肿瘤进一步进展,引起肠道不完全或完全梗阻时,只能进食无渣流质食物或者禁食,自然也就不能食用新鲜的水果和蔬菜了。

在术前肠道准备时,尽量减少直接食用新鲜的水果、蔬菜,避免食物残渣过多,影响肠道准备,可以将新鲜的水果、蔬菜榨成汁饮用。术后初期,处于暂时的禁食阶段,主要依靠肠外营养支持。在术后康复过程中,过渡到肠内营养时,为了避免膳食纤维对吻合口的刺激,患者可将新鲜的水果、蔬菜榨成汁饮用。一般术后两周可开始缓慢增加膳食纤维,也可适当直接食用少量新鲜的水果、蔬菜。

新鲜的水果、蔬菜富含微量元素和维生素,是均衡饮食不可或缺的部分。但对于其富含的膳食纤维,结肠癌患者有时需要,有时不需要。不需要时,可以通过榨汁的方法去除膳食纤维;需要时,比如术后出现大便干结,甚至功能性便秘时,可以直接食用新鲜的水果、蔬菜,适当增加膳食纤维的摄入,刺激肠蠕动,促进排便。

此外,从食疗养生角度归纳食谱如下,供需要时参考。

(1)宜多吃具有抗大肠癌作用的食物,如石花菜、麒麟菜、核桃、薏米、慈姑、芋芳、无花果、菱角、芦笋、胡萝卜。

(2)宜多吃减轻化疗毒性反应的食物,如猕猴桃、无花果、苹果、橘子、绿豆、赤豆、黑大豆、薏米、核桃、香菇、丝瓜。

（3）宜多吃具有增强免疫力的食物,如西红柿、蜂蜜、甜杏仁、胡萝卜、芦笋、刀豆、扁豆、山药、香菇、黑木耳。

（4）宜多吃具有排脓解毒作用的食物,如丝瓜、冬瓜、甜杏仁、桃仁、荞麦、莼菜、油菜、大头菜、鱼腥草、核桃、蓟菜。

▶▶ 结直肠癌患者该怎样饮食?

不同分期的结直肠癌患者饮食注意事项各不相同。早期患者,尤其是只需行胃肠道内镜下切除术(ESD 术)的早期黏膜内癌患者,饮食等同于常人,并无特殊注意事项。ESD 术后,一般需要短暂的禁食或只进食流质食物,减少食物残渣对手术创面的刺激,为创面愈合创造适宜的环境。术后禁食或进食流质食物的时间比较短,一般根据手术创面的大小,时间为 12 ~ 48 小时。其间适当输液,补充需要的水分和电解质即可。

进展期肿瘤往往需要外科手术处理,此时的肿瘤凸出黏膜表面,质地脆、易出血。为减少为肿瘤的刺激,减少出血,需要注意控制饮食。适当减少富含膳食纤维的粗粮,避免食物过分粗糙,对肿瘤部位产生刺激。同时建议患者多喝水或蜂蜜水以润肠通便。此外,肠癌患者应禁食辛辣刺激性食物。

随着肿瘤的进一步进展,可能会堵塞肠腔,造成不完全肠梗阻。此时,患者往往只能进食无渣流质食物。家庭自制的无渣流质食物,多为不含米粒的米汤。只进食米汤很难满足人体正常的能量需求,此时需要进食一些无膳食纤维的全要素营养制剂,或者适当输液,从肠外途径补充部分营养以满足人体正常活动所需的能量和营养物质。当患者的肿瘤造成完全性肠梗阻时,患者的营养摄入途径基本依赖输液,即全肠外营养支持。但这样的患者往往需要急诊手术,所以需要全肠外营养支持的时间并不会太长。

围术期的饮食管理往往由专业的医护人员负责,患者遵从医护人员的指导即可。一般而言,术前应加强营养,如较消瘦的患者要给予高热量、高蛋白质、高维生素的膳食,使患者尽可能在短期内增加体重;较肥胖的患者要给予高蛋白、低脂肪的膳食,以储存部分蛋白质并消耗体内脂肪,因为体脂过多会影响伤口愈合。术前几天要尽量进食少渣流质食物或半流质食物,以减少胃肠道内残渣。术后初期禁食阶段,则通过输液行全肠外营养支持。目前的治疗理念为,术后根据患者胃肠功能恢复情况,尽早过渡到肠内营养支持,减少肠外营养支持的并发症,减轻患者经济负担。

患者出院后,应加强营养,保证一定的进食量。首先,满足机体日常活动所需能量。其次,多食用富含优质蛋白的食物,如鸡肉、鱼、虾和豆制品等。同时多喝鲜果汁,多吃新鲜的蔬菜、水果,补充人体所需微量元素和维生素。均衡营养,促进身体尽快从手术中恢复,为后期可能需要的辅助放化疗做准备。

放疗期间和放疗后,根据患者的身体状况,一般进食流质或半流质食物,饮食中宜以养阴、生津、益气、清热解毒的食物为主,如藕汁、梨汁、甘蔗汁、荸荠、枇杷、猕猴桃、冬瓜、生菜、菜心、苦瓜及新鲜肉类等。放疗期间可适量饮茶,茶可减少放射性损害。化疗在杀伤癌细胞的同时,对正常组织也有不同程度的损害,因而要加强营养,促进组织修复。要给予高蛋白、高维生素饮食,如蛋、奶、鱼、瘦肉、豆制品、新鲜的水果和蔬菜等。并注意增加食物的色、香、味,以促进患者的食欲。

▶ 结直肠癌造口后,对饮食有何影响? 如何饮食有利于伤口愈合?

造口俗称"人工肛门",就是原来的肛门永久或暂时不能使用,将上游的肠子在腹壁上开一个出口,用于排便,并在出口的外面扣一个袋子(称为造口袋),用来盛排出的大便。一般来说,结直肠癌行造口术后,对饮食没什么影响,基本和未造口的患者一样,该吃什么吃什么。但结合作者的临床经验和患者经常反映的问题,关于饮食方面有几点需要说明。

首先,造口位置不同,对饮食控制的要求不同。回肠末端造口一般为临时性造口,常位于右下腹。因少了大肠对水分的吸收,这种小肠造口排出的粪便往往比较稀。因此,饮食最好少吃刺激肠蠕动的食物,比如辛辣食物、富含膳食纤维的粗粮。如通过饮食控制效果不佳,可适当服用收敛剂,如蒙脱石散,甚者可服用止泻剂,如洛哌丁胺等。结肠造口多为长期造口,排出粪便的性状基本等同于原肛门,但受各种因素影响,可能出现稀便或者便秘。解大量稀便时,处理方法同小肠造口;如出现便秘,可适当增加富含纤维素的食物,但也要注意,有些纤维素多的食物易产气,特别是豆类、红薯、萝卜等。产气多会导致经常需要排放造口袋内容物,增添每日工作量。便秘患者也可适当多喝水或者蜂蜜水,软化大便,便于排出。如果食物控制效果不佳,也可适当服用乳果糖,但应少用刺激性泻药,如大黄类泻剂,以免增加耐药性,导致日后更严重的便秘。此外,稀便或便秘也有可能与肠道菌群失调有关,饮食中适当增加酸奶,或直接服用益生菌制剂往往能起到一定程度的调节作用。

其次,我们在临床上常遇到造口与周围皮肤分离,甚至伴有感染的情况。常见于急诊手术,可能与患者自身营养状态差及机体的愈合能力差有关。即使发生,患者亦不必紧张,因为这是临床中常见的问题,经过正规治疗大多都能痊愈。而这种正规治疗包括两个重要的方面:一是造口护理,专业科室一般会配有造口师,负责在院期间患者伤口护理,同时负责对患者及其家属进行培训,帮助其出院后能自行护理伤口。二是加强营养,控制不利伤口愈合的因素。"加强营养"这四个字看似简单,但包含的内容甚多。主要强调均衡营养,该有的都得有,不能缺,不能偏。首先,人活着得满足基本的能量供应。供应能量的食物主要是糖类和脂肪。许多患者认为甜的才是糖。其实不然,我们吃的稻谷中的淀粉,在体内可分解为糖,所以说稻谷也是糖,是我们获得能量的重要来源之一。其次,伤口的愈合需要足够的蛋白质或氨基酸供应。糖、脂肪和蛋白质这三大营养物质中,糖和脂肪是用来燃烧、供应能量的;蛋白质及其分解产物氨基酸是用来合成新的蛋白质、重新塑造人体的。如果没有足够的糖和脂肪供应能量,人体就会燃烧蛋白质,用以满足活着所需要的能量,这样就没有足够的蛋白质用来重新塑造人体、促进伤口愈合了。所以说一定要在满足能量供应的前提下,补充富含蛋白质的食物,如瘦肉、牛奶、蛋及鱼肉。其次,维生素和微量元素也是人体生存、活动,以及伤口愈合不可或缺的物质。

总之,行结直肠癌造口术后,患者需注意饮食均衡、规律进食,依自身恢复情况循序渐进地调节日常饮食。

▆▷ 对肝癌患者有哪些饮食建议?

早期肝癌起病隐匿,多数无明显临床症状。但病情进入进展期会出现食欲减退、恶心、呕吐等消化不良的症状,症状出现可进一步加重,发生营养不良、体重下降、免疫力降低。因此,在治疗前、中、后各时期都必须重视营养,提高患者的免疫力和抗肿瘤治疗的耐受性,改善生存质量,延长生存期。

保证足够的能量摄入是肝癌患者饮食的基本要求。肝癌患者的能量消耗及物质需求多于常人,保证营养的充足供给才能确保患者高质量地生存,确保治疗方案的顺利进行。监测体重,是衡量患者营养状况好坏的最简单的方法。无论是住院还是居家患者,都应该每天监测体重变化来了解自身的营养状况。保证足够的热量,注意营养素摄入均衡,是维持体重正常水平、保持良好营养状态的主要方法。肝癌患者肝功能受损,胆汁生成减少,对脂肪的消化吸收能力减弱,如果摄入肥肉、油炸食品、干果、香肠等高脂食物,不仅会加重肝脏负担,也会增加胃肠道的负担,容易产生消化不良、腹胀,影响食欲。这时应该采用低脂饮食,考虑到要控制蛋白质的量,因此饮食可以碳水化合物为主,如米粉、稀饭等,可在其中添加剁碎的蔬菜。除此之外,维生素、微量元素的摄入也很关键。比如,维生素 A、C、E、K 等都有一定的辅助抗肿瘤作用。维生素 C

主要存在于新鲜蔬菜、水果中。胡萝卜素进入人体后可转化为维生素A，所以肝癌患者在蔬菜的选择上，可以多吃胡萝卜、菜花、黄花菜、白菜、无花果、大枣等。

肝癌患者多数存在慢性肝病背景，合并失代偿期肝硬化，因此这些患者肝硬化的并发症时有发生。不同的肝硬化并发症，对患者的饮食有不同的建议。

首先，我们看一下肝性脑病患者。肝性脑病是中晚期肝癌患者的常见并发症，是严重肝病引起的、以代谢紊乱为基础的中枢神经系统功能失调，主要表现为意识障碍、行为失常和昏迷，是终末期肝病常见的并发症。中晚期肝癌患者的饮食应谨慎，避免引发肝昏迷。部分肝癌患者受各种因素影响，可能出现体重减轻、消瘦等症状，患者及家属常认为给予高蛋白饮食（如不加选择地服用蛋白质粉）可以迅速补充营养、增加体重，但事实上这种方法可能是有危险的。高蛋白饮食会在体内产生大量的氨，在肝功能明显受损的情况下，氨的代谢受阻，因此会造成氨类物质蓄积，影响中枢神经系统，从而引起神经系统症状，也就是肝昏迷。尽管优质蛋白质，如瘦肉、蛋类、豆类、奶类等在多数情况下对疾病恢复有利，但高蛋白食物在体内会产生大量的氨，所以，肝功能明显受损的中晚期肝癌患者应严格控制蛋白摄入量。应尽量选择优质蛋白，部分动物蛋白可用产氨少的植物性蛋白（如豆浆、豆腐等食物）作为替代。

肝硬化合并门脉高压，肝内的血流通路受阻，侧支循环形成，会造成流经食管和胃底的静脉扩张，即食管胃底静脉曲张。曲张的静脉管壁菲薄，粗糙或坚硬带刺的食物（花生米、小虾皮等）经过食管时与曲张的静脉摩擦，极易破裂，引起消化道大出血。另外，多种凝血因子是由肝脏合成的，肝癌晚期的患者肝功能低下，凝血功能出现障碍、自行止血困难，一旦大出血极易引发出血性休克或诱发肝性脑病而死亡。因此，应禁食坚硬、细嚼后仍然会存留小硬渣的食物，青菜要切碎煮烂才能吃，进食的时候要细嚼慢咽，所以软食是对患者的重要建议，必要时可选择进食流质或半流质食物。

反复或持续出现腹水的患者应限制水、钠的摄入。饮水量建议控制在每日 1000 毫升以下,并选择低盐饮食。限盐不仅仅是控制菜肴中添加的盐和含盐调味品(含盐味精、酱油等)这些明显含盐的调料,任何含钠盐、食用碱或小苏打(碳酸氢钠)的食物都要控制,这些食物包括面包、饼干和蛋糕(甜面包中也有很多盐,面食中多含有小苏打),可乐、汽水等碳酸饮料,腌腊制品、酱菜等。

▋▶ 哪些饮食有利于预防和控制胰腺癌?

胰腺癌是预后最差的恶性肿瘤之一,一旦发生,5 年生存率不足 8%。近年来的研究发现,饮食因素是其重要的致病因素,因此指导正确饮食,是胰腺癌一级预防的关键点。大量研究证据还表明,吸烟、2 型糖尿病、糖耐量受损、肥胖与超重也会增加胰腺癌的患病风险。一份前瞻性队列研究的荟萃分析指出,BMI 越高,患胰腺癌的风险性越高;腹型肥胖者,特别是女性,患胰腺癌的风险性更高。减少患胰腺癌风险的最好的建议是避免食用烟草和保持健康体重。健康饮食和体育锻炼可以降低患胰腺癌的风险。

不良的饮食习惯可以导致胰腺癌发病率上升。动物试验证明,用高蛋白、高脂肪食物饲养动物,可使其胰腺导管细胞更新加速且对致癌物质敏感性增强。研究发现,摄取大量的加工肉类和红肉与胰腺癌发病有着明显的相关性,罹患胰腺癌的危险增加了 68%。专家表示,这个结果已经去除了吸烟、胰腺癌家族史等因素的影响。研究还指出,禽肉、乳制品与蛋类并未增加罹患胰腺癌的危险;而吃鱼虽可预防多种疾病,却不能降低胰腺癌风险。上海的一项调查研究发现,高脂肪、高热量食物使得罹患大肠癌、胰腺癌的概率明显增加;熏烤煎炸食品及腌制食品同样会增加胰腺癌发病率。研究表明,超重和肥胖也与胰腺癌发病风险增加有关。最近有研究表明,过高水平维生素 D 的摄入可能会增加患胰腺癌风险性。

饮用咖啡是否与胰腺癌发病有关,并未得到证实,但饮酒与胰腺癌的发生密切相关。饮酒不仅会引发胰腺炎,还会增加胰腺癌发病危险性。来自瑞典的研究发现,饮酒使胰腺癌发病的危险性增加40%,酒精性肝硬化患者的罹患胰腺癌的危险性明显升高。

综上所述,预防胰腺癌的关键应首先从调整膳食结构入手。尽量少吃高脂、高油、多盐的食物;减少加工性动物蛋白摄入;日常以谷类、豆类、甘薯等粗粮作为膳食的主体;鼓励新鲜蔬菜和水果摄入;在饮食中增加纤维类、胡萝卜素、维生素 E 和必要的矿物质含量;要采用合理的烹调方法,提倡煮、炖、熬、蒸、溜、氽,减少油煎、炸、爆炒等不健康的烹调方式。当然,规律生活节奏,坚持参加适当的体力活动,避免超体重和肥胖也是必不可少的。

对于已经确诊胰腺癌的患者,低脂饮食、富含支链氨基酸的饮食有助于疾病控制,结合胰酶的使用,恰当的营养补充以预防体重丢失。愈来愈多的研究认为补充 ω–3 脂肪酸可能使胰腺癌患者受益,尤其在改善体重减轻、预防恶病质出现方面发挥作用。

▮▶ 有哪些食物对胆管癌病情有帮助?

胆道肿瘤是指发生于肝内胆管、左右肝管、肝总管和胆总管的恶性肿瘤的总称。包括肝内胆管细胞癌、肝外胆管细胞癌、胆囊癌及壶腹癌。其中,肝外胆管细胞癌亦称胆管癌。

胆管癌起病隐匿,缺乏特异性的症状和有效的早期诊断手段,仅有25%左右的患者有机会接受手术切除。所以,胆道系统肿瘤的治疗,姑息和支持治疗尤为重要,其主要目的也是尽可能地提高生活质量,延长生存时间。合理的饮食指导也是提高治疗效果、改善预后的关键。

胆管癌常见的临床症状有黄疸、腹痛、发热等。其中黄疸最常见,多呈进行性加重,会导致食物摄入、消化及吸收障碍。腹痛多发生于进食后,常造成患者进食恐惧。发热则加重患者不适感并增加营养消耗。

胆管癌可根据中医理论按照辨证论治法则,进行个体化食疗指导。

（1）强调均衡营养，注重扶正补虚

在扶正补虚的总则指导下，应做到营养化、多样化、均衡化。正如《内经》所云："五谷为养，五果为助，五畜为益，五菜为充。"

（2）选择抗癌食品，力求"三因制宜"

大蒜、豆制品、绿茶、紫菜、荞麦、绿豆、苦瓜等具有抗癌作用；香菇、莼菜、桂圆能不同程度提高免疫力；百合、银耳、黄精等也是较佳的抗癌食品。根据患者的年龄、体质，以及所处的季节、地域，因人制宜、因时制宜、因地制宜，食以应之，方为上策。

（3）了解疾病特点，知晓饮食禁忌

由于胆汁引流不畅，脂类消化吸收障碍是该病共同特征。因此饮食忌动物脂肪及油腻食物；忌暴饮暴食、饮食过饱；忌烟、酒及辛辣刺激性食物；更忌霉变、油煎、烟熏、腌制、坚硬、黏滞不易消化食物。

故合理的饮食不仅能去除胆管癌的发病因素，更能帮助纠正营养不良，协助改善预后。

▐▶ 肺癌患者应如何搭配营养？

肺癌是严重威胁人类健康的重大疾病之一，一直位于恶性肿瘤发病率、死亡率首位。肺癌属于呼吸道疾病，但同样会影响患者消化功能和营养状态。一组在肺癌住院患者中进行的营养状况评价发现，仅有六成的患者摄入的总热量能够达到标准量的 70% 以上，超过一半的患者蛋白质摄入量达不到标准供给量的 70%；维生素，特别是维生素 A、矿物质及微量元素的摄入量均较低；体质指数（BMI）在正常范围的仅占七成，约三成的患者处于消瘦状态。由此可见，营养不足在肺癌患者当中是普遍存在的。

吸烟与肺癌发生的密切关系已广为人知，吸烟同样会影响患者的营养状态。吸烟常引起并加重口腔溃疡，导致味觉丧失、口干，影响患者食欲，因此，戒烟也是改善肺癌患者营养状况的措施之一。近些年的研究发现，肺癌可能与新装修房屋中的有害物质（如甲醛、氡）含量高有关，因而,增加新装修房的通气与延长空置时间很关键。

营养不足会降低肺癌患者对抗肿瘤治疗的耐受程度,发生不良反应的机会增加,影响患者抗肿瘤治疗的效果。尽管肺癌并不直接影响消化道,但肿瘤是一种消耗很大的疾病,还需加强营养。对早中期肺癌患者,更应趁消化系统功能还健全,抓紧时间,及时全面地补充各种营养成分,包括优质蛋白质、维生素和微量元素等,以保证有对抗肿瘤的营养基础。

维持体重是保持好的营养状态的关键,均衡营养、平衡膳食是体重能维持正常水平的关键。由专业营养师针对每位患者,量身订制专门的膳食计划当然是最理想的方法,但对大多数患者来说,这样的服务很难获得,因此,增加有益健康的食物品种,避免单调食谱就是最方便的解决方案。建议食用的食物包括肉鱼蛋、乳类、大豆及豆制品、谷物类、蔬菜和水果等。其中富含优质蛋白质的食物,如鸡蛋、牛奶(或酸奶)、坚果、鱼、禽类、牛羊肉、猪肉、豆类等食物中的蛋白质富含必需氨基酸,有助于人体的蛋白质合成,尤其是有助于肌肉蛋白质以及免疫蛋白质的合成,对患者至关重要。

由于肺癌与吸烟、大气污染及电离辐射等关系密切,多摄入抗氧化物质可能更为有益。大蒜、胡萝卜、洋葱、西红柿、芹菜、紫甘蓝以及绿茶等在一定程度上有阻断脂质氧化的抗氧化作用,可以适当多吃。

▌▌▶ 乳腺癌患者的营养与饮食须注意哪些?

饮食因素是乳腺癌患者预防、治疗及康复过程中必不可少的一环。乳腺癌患者饮食的合理调配,可提高身体抵抗力,对患者的治疗和康复十分有利。针对不同阶段乳腺癌患者,其饮食特点各有不同。

乳腺癌患者术前饮食:①摄入高热能高碳水化合物食物。因为高碳水化合物饮食不仅可以提供足够的热量,减少蛋白质消耗,还可增加抵抗力,弥补乳腺癌患者术后因进食不足引起的热能消耗。②足够的蛋白质摄入。饮食中如果缺乏蛋白质,就会导致营养不良性水肿,不利于乳腺癌患者术后伤口愈合及恢复。足量蛋白饮食可以缓解因某些疾病引起的蛋白质过度消耗,减少乳腺癌术后并发症,使乳腺癌患者得以早日康复。③需要高维生素膳食,维生素 A 可促进组织再生,加速伤口愈合。B 族维生素缺乏时,会引起代谢障碍,伤口愈合速度和人体耐受力均受到影响。维生素 C 可降低毛细血管的通透性,减少出血,促进组织再生及伤口愈合。因此,乳腺癌患者术前一定要多吃富含维生素的新鲜蔬菜、水果,有些患者可能还需要根据医生的建议补充维生素片。

乳腺癌患者的术后饮食:①供给易消化吸收的优质蛋白质食物,如牛奶、鸡蛋、鱼类、豆制品等,可提高机体抗癌能力。②进食适量糖类,补充热量。可摄入碳水化合物,如米、面、马铃薯等含糖丰富的食物以补充热量。③多吃有抗癌作用的食物,如甲鱼、蘑菇、黑木耳、大蒜、海藻、芥菜等食物。④维生素 A 和维生素 C 有阻止细胞恶变和扩散、增加上皮细胞稳定性的作用。维生素 C 还可减轻放射损伤的一般症状,并可使白细胞水平上升;维生素 E 能促进细胞分裂,延迟细胞衰老;维生素 B_1 可促进患者食欲、减轻放射治疗引起的症状。因此,应多吃富含上述维生素的食物,如新鲜蔬菜、水果、芝麻油、谷类、豆类及动物内脏等。⑤放疗和化疗的患者,一般宜进食凉食、冷饮,但对体感温度低的患者,宜进食热性食物。⑥饮食多样化,注意色、香、味、形,促进患者食欲,烹调食物应多采用蒸、煮、炖的方法,忌食难消化的食品,禁饮酒。

乳腺癌化疗后食欲缺乏的患者,可以选择一些新的食物以促进食欲,如常吃猪肉的患者可改吃鱼、羊肉和鸡等。改变烹调方法可以使食物具有不同的色香味,这样可以增加患者的食欲。无论哪一种食物,一定要将其烹饪到比较熟烂的程度,便于患者消化吸收。乳腺癌患者应多吃维生素含量高的新鲜蔬菜和水果,吃一些清淡爽口的生拌凉菜和水果,特别是对化疗、放疗期的患者来说,这些食物具有明显的开胃作用,口淡泛清口水者则可稍加热后温服,同时不宜进食过量。

乳腺癌患者在放疗过程中会出现消化系统不良反应,如恶心、味觉下降、食欲缺乏而影响进食量,导致营养缺乏、抵抗力下降、不利于正常组织修复,因此要合理调整饮食,避免单一饮食,保持营养均衡。忌食过冷、过热、油腻、辛辣等刺激性强的食物。进食不宜过饱、过急,宜缓慢进食,使食物得到充分咀嚼,以利于消化吸收,防止快速进食而引起腹痛、腹胀。同时还要保证摄入充分的水分。

总之,无论是在日常生活中,还是检查或治疗前后,科学、合理的饮食习惯,对于乳腺癌的治疗及预防乳腺癌的复发都是很有必要的。

▶ 乳腺癌能不能吃大豆,应该怎么吃豆制品?

乳腺癌患者到底可不可以食用大豆制品,一直困扰着大家。有些学者建议乳腺癌患者不宜食用豆制品,特别是雌激素受体阳性型乳腺癌妇女。而实际上研究表明,豆制品虽然含有植物雌激素,但它的作用非常弱,类似于良性的雌激素类雌三醇的作用,这种植物雌激素的作用实际上可以帮助癌症患者,而非有害。流行病学调查分析认为,我国及日本等亚洲国家大豆的消耗量是美国等西方国家的 20 倍,妇女乳腺癌发病率低与大豆中植物雌激素的保护作用有关,其中最主要的是大豆异黄酮。

大豆异黄酮虽然结构上与雌激素相似,但在体内作用是不同的。大量的流行病学调查、动物实验、细胞的体外实验等,其结果都是鼓励妇女吃富含大豆异黄酮的豆制品,认为只有益处,而无害处。因为植物雌激素不等同于雌激素,体内雌激素的作用取决于其与雌激素受体的结合,雌激素受体常见于乳腺、子宫、骨、血管和泌尿生殖系统。人体内的雌激素通过与受体结合,能刺激乳腺细胞和子宫内膜细胞增殖,对乳腺小叶增生、乳腺癌和子宫内膜癌的发生有促进作用。而大豆及豆制品中含有的植物雌激素能改善由于身体雌激素分泌不足引起的疾病,但对乳腺增生的促进作用仅为雌激素的千分之一,几乎可以忽略不计。因此,适量摄入豆制品(每日 50 克大豆)不会增加乳腺小叶增生的发病风险,也不会促进病情发展。

大豆异黄酮对体内雌激素水平还具有双向调节功效,其可根据体内雌激素浓度高低、受体数目、结合程度等不同情况，对雌激素活性呈现促进或拮抗作用。一般说来，大豆异黄酮只在内源性雌激素水平较低时才具有促进雌激素的作用，因此，乳腺增生患者不必担心豆制品的摄入导致体内雌性激素水平的增高。

不同豆制品中大豆异黄酮的含量不同，每日食用 300 毫升豆浆及 100 克豆腐，大豆异黄酮的总摄入量约为 47 毫克，基本与绝经前女性推荐摄入量持平，低于绝经后女性推荐摄入量。大豆异黄酮的每日推荐摄入量在成年男性、绝经前女性均为每日 40 毫克，绝经后女性为每日 60 毫克，婴幼儿、儿童、青少年及孕妇则为每日 25 毫克。

我国是大豆的故乡，很早就把黄豆作为粮食作物。黄豆既是粮食也是油料。中医认为黄豆有宽中下气、利大肠、消肿毒的功效。黄豆可加工成为数百种豆制品，常吃的有豆腐、豆腐丝、豆腐干、豆芽、豆浆、豆腐脑、腐乳等。中国营养学会建议的平衡膳食宝塔中每日豆类及豆制品摄入量为生大豆 40 克，相当于每日 15 克大豆蛋白。根据现有资料，豆制品对妇女身体健康有益，对预防乳腺癌也是有益而无害的。

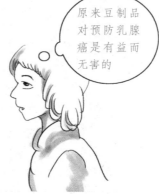

原来豆制品对预防乳腺癌是有益而无害的

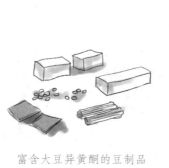

富含大豆异黄酮的豆制品

第二章 ◀‖

手术及放化疗
相关营养问题

▌▶ 做完肿瘤微创介入手术之后饮食应该如何调整？

微创介入治疗学作为迅速兴起的临床学科，在许多领域取得了突破性的进展。肿瘤的微创介入手术有多种不同的种类，大体上可以分为血管性和非血管性微创介入治疗，前者包括导管动脉灌注、动脉栓塞及化疗栓塞等，后者包括各种肿瘤消融治疗及内支架置入治疗等，微创介入手术损伤小，患者恢复快，治疗后不需要长时间卧床休息，与传统手术相比，患者受到的损伤很轻，对饮食及营养的影响小、持续时间也短。所以，饮食上的禁忌比传统开放手术要少很多。肝癌化疗栓塞和消化道支架置入术是对患者营养状态影响较大的术式，在此介绍这两种治疗的饮食注意事项。

化疗栓塞治疗是原发性肝癌常用的治疗手段之一，即将导管插入肝癌供血动脉，注射栓塞剂以栓塞主要的肿瘤供血血管，使肿瘤缺血坏死，并灌注化疗药物以杀死肿瘤细胞。此技术可能因化疗药物的副作用及肿瘤坏死引起的发热、疼痛而影响食欲，因此，饮食调整的重点是改善食欲，鼓励进食。建议给予高蛋白、高热量、高维生素、低脂肪食物，如鱼、禽蛋、瘦肉、奶制品、豆制品、新鲜蔬菜和水果等。进食应以易消化的软食为主，忌坚硬、辛辣之品，少食煎炸食品，少量多餐。由于肝癌患者可能同时有肝硬化门脉高压症，应避免食用刺激性及纤维素多的食物，减少这些患者发生食管或胃底静脉破裂出血的风险。呕吐频繁者应暂时禁食，以免食物刺激加重呕吐。对有腹水者，饮食上应限制钠的摄入，给予低盐或无盐饮食。部分患者可能出现神志改变的肝性脑病征兆，需要严格按照医嘱控制饮食，尤其是控制蛋白质的摄入。建议每日摄入蛋白质总量 20～40 克，在摄入有限的情况下，要保证治疗，尽量选用优质蛋白，如乳、蛋、瘦肉等。

消化道狭窄的肿瘤患者，常常伴有严重的营养不良。通过置入消化道支架可以保持消化道开放，恢复进食以提升营养状态。对于恶性狭窄，扩张后将支架置于狭窄部位，可取得一定的缓解效果。但是，置入支架后也不是就可以尽情吃喝了。由于消化道支架置入后完全膨胀需要一两天时间,刚刚置入支架的患者一般需要禁食一段时间。由于支架是一种金属管状结构,膨胀到位后不能再扩张,也不像正常的消化道可以自行蠕动,因此,如果食物块太大或有太长易缠绕的纤维时,会堵塞支架,此时就需要内镜下清理,有时还不得不重新放置支架。此外,金属支架也有热胀冷缩的特点,因此,置入支架后如果大量食用冰饮料,就有可能使支架收缩,位置移动。

▮▶ 肿瘤患者手术前后如何合理调整饮食,保证充分的营养?

外科治疗仍是恶性肿瘤治疗的最主要手段之一。术前肿瘤本身就可以引起人体能量消耗增加、厌食等,造成食物摄入不足。消化系统肿瘤可造成患者消化及吸收功能障碍,使患者术前营养不良的情况更加明显。而营养状况可直接影响手术的成功与否,加之手术本身对患者身体状况是一种打击,术中失血、应激等情况均进一步造成患者术后营养状况不佳,因此围术期肿瘤患者的饮食调整变得十分重要。

1.术前饮食调理要点

由于肿瘤本身的原因,超过一半的患者在诊断时即存在不同程度的营养不良。而绝大部分根治性手术治疗也会对人体造成一定的创伤,这也更加重了潜在的营养不良的风险。因此,术前合理饮食,尽可能纠正和保持良好的营养状态,是保证手术过程顺利并促进术后恢复的必要条件。

对于已存在营养障碍的患者要尽量进食高热量、高蛋白、高维生素膳食,在短时间内使得营养状态得以改善;对较肥胖者应以高蛋白、低脂肪的膳食为主,如瘦肉、鲜鱼、动物肝脏、牛奶、鸡蛋等,以储存蛋白质并消耗体内脂肪,避免影响伤口愈合。对不同的肿瘤患者亦要有针对性地安排膳食,如肝、胆、胰肿瘤患者要用低脂膳食。

一些肿瘤患者在术前就有腹胀、厌食等引起自主饮食减少,可通过口服膳食补充剂(ONS)进行补充。临床也可以给予一些促进胃动力、促进食欲的药物改善症状。如果患者完全不能经口进食，还可以考虑通过静脉营养（即肠外营养的方式）给予营养支持。总之，如果患者营养状况差，建议通过1~2周的营养支持后再进行手术，一方面增加患者对手术的承受能力，同时也可以促进术后的身体恢复。

2.术后饮食调理要点

术后数小时胃肠道动力就可以恢复，因此，没有损伤肠道的手术在术后早期（术后6~8小时）就可以经口进食。经口进食的患者可先给予流质食物，再逐步过渡到半流质食物、软食或普通膳食。术后膳食原则上也应在患者可耐受的情况下，给予高蛋白质、高热量和高维生素的食物，包括动物蛋白和植物蛋白合理搭配，鼓励加入新鲜的蔬果汁等。膳食要营养全面充足，加工成细、软、烂的食物以方便消化吸收，忌硬食或辛辣刺激食物。非胸、腹部手术患者多在麻醉反应消失后即可进流质食物。头颈部肿瘤患者术后由于吞咽受限，推荐采用鼻饲给予高热量、高蛋白质的流质食物，以促进恢复、减少并发症发生。对于消化道肿瘤患者，由于消化道本身也需要恢复，应根据病情在术后早期制订相应的营养支持方案。部分患者在术后无法早期经口饮食，如果胃肠功能正常，可以通过经鼻放置胃肠管或鼻肠管的方式补充营养，营养物质经过肠道消化吸收有利于维持肠黏膜屏障的完整性、减少肠道细菌移位和毒素吸收，增强人体的免疫功能，对术后的恢复以及患者的生活有明显帮助。如果胃肠功能障碍，可以考虑经静脉给予营养制剂（肠外营养）的方式提供营养，但应鼓励患者在有条件的情况下及早进食。

总之，肿瘤患者手术前后的饮食调理，要保证饮食质量，确保进食的合理性和针对性。需要根据具体情况配备各自的饮食，以保持良好的营养状态，达到手术及其术后的身体最佳营养状态。

▶ 咽喉部肿瘤、头颈部肿瘤的患者术后早期给予什么样的饮食？

手术是头颈部肿瘤的主要治疗手段。该类手术由于伤口位于咽喉部或头颈部,术后进食受到严重影响,只能进食流质食物。在医院内该类手术后流质食物的给予方式主要是两种,即:管饲或经口进食。鼻饲管可以在术中插入,其终端放置在胃部。这样管饲的食物就可以直接从鼻饲管到胃,不直接接触咽喉及食管,减少食物对手术部位的刺激,因而更适应这类患者。管饲的食物可以选择肠内全营养素和商品化的匀浆膳。肠内全营养素由多种营养素构成,包括目前我们已知的所有营养素,如碳水化合物、蛋白质、脂肪、多种维生素及矿物质等,含有人体所需的几乎所有营养素,能量也较高,对于术后患者是营养价值高、方便、经济的选择。肠内全营养素根据所提供的蛋白质是整蛋白还是经过初步降解的短肽,分为整蛋白型全营养素和短肽型全营养素,其中短肽型全营养素由于蛋白经过部分预消化,更有利于胃肠功能差的患者对营养素的吸收。管饲还可以是家庭或医院制作的匀浆膳,主要是将肉、蛋、米、蔬菜,水果煮熟后,再用搅拌机打碎、过滤,通过管饲或口服给患者使用。但是匀浆膳的营养素配比受具体食物品种的影响,往往不如全营养素的营养配比全面,同时在煮熟及匀浆过程中一些营养容易丢失;并且,食物中的粗纤维、豆类食物等可能引起患者腹胀、产气等,影响食物的消化吸收。术后管饲时应注意全营养素的进食温度,一般 37℃左右为宜。可以用肠内营养喂养泵控制速度进行滴注,也可以用注射器间断推注,推注时速度尽量慢。用喂养泵滴注胃肠反应小,不易引起腹胀。滴注或推注时,将床头摇起 30°左右,禁平躺。

咽喉、头颈部肿瘤患者在术前营养不良的发生也很常见,其原因包括:①术前因为肿瘤的占位效应或局部炎症反应疼痛等因素存在的吞咽困难等影响进食;②肿瘤本身是一种消耗性疾病,可能引起患者的能量消耗增加,肌肉组织降解,表现为营养不良。因此,手术前的营养支持对于这类患者尤为重要。

术后恢复期经过一段时间管饲,患者可逐步经口进食。经口初始阶段可给予流质食物,如米汤、蛋花汤、肉汤等,牛奶、豆浆等易引起胀气的食物暂时不给予。也可以选择全营养素或匀浆膳口服,这样能量摄入更加充足,营养素配比也比较均衡。患者刚恢复经口进食时,可使用吸管摄入流质食物,避免刺激伤口,减少疼痛。之后可增加食物的摄入,从流质食物逐渐过渡到半流质食物,可选择菜泥、肉泥、碎面条、蛋花粥、蛋羹、豆腐脑等。食物温度不宜过高,比平时略低,忌过酸过甜的食物。应少量多餐进食,一天分 4～6 次进食为宜。应根据患者的饮食习惯和病情制订出合理的营养饮食计划。宜选择高蛋白、高铁、高维生素、中量脂肪、易于吞咽、易于消化的平衡膳食。术后需进行放疗的患者应注意额外补充维生素,因为术后放疗后易出现口腔溃疡,维生素制剂或稀释后的水果汁都可以补充一定的维生素,有利于口腔溃疡的愈合。

▶▶ 食管手术前吞咽困难,营养状况较差,饮食上应怎样补充营养?

进食哽噎、吞咽困难是食管癌最为常见的症状,通常需要手术、放射治疗或置入食管支架才能解决进食的问题,因此在术前很难指望通过经口饮食达到理想的营养状态。但是,如果能创造条件在术前改善患者的营养,对术后恢复则有很重要的意义,所以,应该根据食管梗阻程度选择相应的术前营养支持方案。

对于轻度食管梗阻患者,如果仍能进食,应选择易通过狭窄部位的少渣食物,以高热量、高蛋白、高脂肪、高维生素、少纤维食物为主。采用全流质或半流质食物,半流质食物最好采取蒸、煮、炖等方式,食物要软、烂,如肉粥、馄饨、蛋羹、牛奶、蛋糕、甜面包、鸡蛋、鲜果汁等。每次进食量根据吞咽的顺畅程度而定,一次进食不要过多,宜少量多餐。勿吃大块食物以及冰冷或刺激性食物,避免刺激狭窄部位引起食管痉挛,发生恶心、呕吐。不过,家常准备的流质或半流质食物中营养量往往是不够的,所以经口饮食主要是以改善患者的食欲和口感为主。要达到营养要求,可以增加专门配制的口服肠内营养制剂,如安素、佳膳、立适康全营养素、百普素等。

如果梗阻严重难以进食,则需要管饲或者输液进行静脉营养。由于食管梗阻者往往胃肠道消化吸收功能是正常的,如果有可能,应尽量考虑通过放置鼻胃管或鼻肠管,经管道给予营养制品或匀浆膳,由经管医生及营养师根据临床生化检测结果调整用量和配方。静脉营养又称为肠外营养,由多种营养制剂混合成,包括葡萄糖、脂肪乳、氨基酸液体、脂溶性维生素、水溶性维生素、电解质等,可完全满足患者营养需要。

总之,吞咽困难的患者建议在术前 1~2 周就开始营养治疗,在各种针对病因的治疗开始前及治疗的同时给予积极的营养支持,使其有足够的营养储备,可增加患者的抵抗力和对手术、麻醉及放化疗的耐受力,减少术后并发症,加快术后康复。

▶ 食管癌手术后怎样饮食?患者食管癌术后早期的饮食及应注意的事项?

食管癌根治术后的患者约有一周时间不能经口进食。术后根据实际情况拔除胃管,从流质饮食逐渐过渡为半流质饮食再到普通膳食。食管癌术后,胃及结肠功能恢复相对较慢,但小肠的蠕动及吸收功能在术后 6 小时即已恢复,且大量营养素的吸收均在小肠内完成,因此,如有条件放置空肠营养管,可以在术后早期就开始经管滴入等渗盐水,促进肠蠕动恢复,并争取经营养管进行早期营养支持。根据快速康复外科的概念,术后 24 小时即可开始肠内营养,逐步增加剂量,并关注患者腹胀情况,可用肠内营养喂养泵低速、匀速滴注并逐步增加匀浆膳。

在消化道肿瘤切除术后,5%~10% 的患者会因为种种原因出现切口缝合处的漏洞,在医学上称为吻合口瘘,此时会出现消化液流到消化道之外的情况并引起其他问题。因此,在恢复经口进食前需要由医生判断有没有出现吻合瘘口。在拔除胃管 24 小时后,如果医生判断无吻合口瘘症状,先试饮少量温开水,若无呛咳、吞咽困难等,自我感觉良好,即可遵循半量流质—全量流质—少渣半流质—半流质—普通软食的顺序,按由稀到干、少量多餐的饮食原则进食。一般术后第 7 天进食半量流质食物,第 8~9 天进食全量流质食物,第 10~11 天进食少渣半流质食物,第 12~14 天进食半流质食物,第 15 天后进食普通软食,第 5 周后进食普通食物。避免进食生、冷、硬、刺激性食物和酸性饮料,避免进食过快、过量。现在也有专家主张术后更早进食对患者的恢复更有利,但需要由医生来决定开始进食的时间。

食管癌患者在术后进食后常会感觉饱胀不适,饱餐后常有胸闷、气急等肺压迫症状。这主要是由于胃已拉入胸腔,进食后肺受到压迫,暂不能适应所致,此症状 1~2 个月后可以缓解,不必顾虑,但也要注意不要一次进食过多。同时,术后胃液易反流至食管,常有反酸、呕吐等不适,平卧时加重,因此饭后 2 小时内勿平卧,睡眠时可将头和上背部垫高。此外,要少吃豆制品类等易引起胃胀气的食物,且食物应温热适中,以免冷食刺激引起食管痉挛,发生恶心呕吐和疼痛。术后 1 个月可进食粗纤维食物,有利于扩张狭窄的食管,防止吻合口瘢痕生长。

▐▶胃癌术后患者应进食些什么食物,如何进食?

胃癌患者是发生营养不良比例最高的人群之一,特别是胃癌手术后,胃肠道之间的通道重新组建,改变了食物经过的原有路径,对胃肠道的生理功能有较大的干扰;胃大部分切除术或全胃切除术后,胃的容积改变,消化能力也会受到明显影响,因此饮食的选择应适应这些变化。

胃癌术后饮食应遵循以下原则。

(1)从禁食、流质,渐至半流质、软食、普通膳食,量由少到多,饮食应细软、少渣、易消化。拔除胃管后第 1 天可少量饮水,首次 20~30 毫升,第 2 天给半量流质食物,每餐 50~80 毫升,第 4 天给全量流质食物,每餐 100~150 毫升,第 7 天给半流质食物,此后逐渐过渡到软食。流质食物不宜选择易产气的牛奶、豆奶、豆浆及过甜液体;半流质食物选择易消化、易咀嚼的细软食物,如米粥、米粉、肉粥、鱼粥、菜泥和果泥等;软食可选择面条、馒头、软米饭、鱼肉、瘦肉泥、水饺、包子和碎菜等。

（2）少量多餐，由于术后胃容积减少，每次进餐不宜超过100毫升，每日可分7~8次进餐，选择细软、少渣、少油腻、易消化食物。

（3）应忌食生、冷、硬、油腻、刺激性食物，如辣椒、芥末等，除了吃谷物外，可以多吃一些精肉、禽类、鱼类、蛋类、乳类及豆类等高蛋白食物。

（4）食物要注意营养均衡，品种要丰富，包括充足的碳水化合物、蛋白质、维生素等。

（5）少食多餐，预防倾倒综合征。

胃切除术后的饮食还要注意防止倾倒综合征。倾倒综合征常发生在胃切除术后刚开始进食的头几周（也有人会在术后几年才出现），在餐后，尤其是进食大量甜食后半小时左右，感觉腹胀不适，可有恶心、呕吐、嗳气、腹鸣胀气，随后便意频频，连续数次排出含不消化食物的稀便，部分人同时还会有面色苍白、头昏、无力、心慌、全身发抖等情况，严重的还会昏倒。主要是由于胃部分或全部切除后，食物在胃内停留的时间太短或无胃可存留，大量食物迅速进入小肠，而食物的渗透压较高，会从肠壁中析出大量液体来保持肠腔内容物和肠壁之间渗透压的平衡，从而引起血糖升高、血容量下降，引起心跳加快和虚脱等不适症状。胃切除得越多，吻合口越大，越容易出现倾倒综合征。为防止出现这种情况，饭后宜仰卧十几分钟，减缓食物因重力作用进入小肠的速度，同时应少食多餐，避免一次进食过多，且不宜食用甜饮料或甜点心。随着时间的推移，人体会逐渐适应，术后时间越长，这种情况会越来越少。

▶ 结肠癌术后怎样饮食？应注意哪些问题？结肠癌手术恢复期间能否恢复普通的饮食？

肠道手术后的患者需禁食，待患者排气后给予流质食物，结肠癌术后要待肠道吻合处愈合后方可进食，大约需要5天时间。禁食期间可通过肠外营养给予营养支持。由于加速康复外科的发展，很多患者术后可以更早地开始进食，有的甚至在没有肠鸣音和没有排气的情况下就可以进食，但这应由医生根据病情来决定。另一方面，有时医生会给患者放置空肠营养管,根据小肠蠕动功能恢复的情况,通常在术后24小时即可开始经营养管缓慢滴入5%葡萄糖氯化钠液体250毫升,以检查营养管是否通畅,并观察肠蠕动的恢复情况,如果没有肠胀气,次日即可根据情况选用不同配方的肠内营养,但滴注的剂量、速度和时间均应由医生根据病情来调整。有研究表明,尽早开始肠内营养有助于患者肠道功能的早期恢复。

结肠癌术后1个月内选择流质或无渣饮食,少量多餐,避免过饱;1个月后渐恢复为普通膳食。可多进食膳食纤维丰富的粗粮、蔬菜或水果,这些食物可以刺激肠蠕动,增加排便次数,减少致癌物质及细菌在肠道内的停留时间。这里有个小常识,食物中的纤维素其实是植物的细胞壁,是在显微镜下才能看到的细微结构,并不是长条丝状的食物才有纤维素,蔬菜即使是剁成菜泥,纤维素仍然是不会破坏的。此外,辣椒、胡椒等辛辣食物可能会对肛门有刺激,不宜食用;腌制、烧烤、煎炸、熏制等食物易致结肠癌,对有结肠癌病史的人更是应该避免;过多的油脂,尤其是动物性脂肪可在小肠内刺激胆酸分泌,肠内胆酸量过高时也易致癌,同样要避免。

▮▶ 有消化道出血的患者如何饮食?

消化系统肿瘤如食管癌、胃癌、肠癌、肝癌等都可能引起消化道出血,根据失血量的多少和出血持续的时间分为慢性出血和急性出血。长期慢性失血可导致贫血,病情严重的急性大量出血,则可能危及生命。

饮食治疗是消化道出血患者综合治疗中的重要一环,如果饮食合理,则有助于止血和恢复;如饮食不当,可诱发或加重出血,还有可能发生其他并发症,使病情更加复杂和难以处理。出血的不同时期和不同情况,在营养饮食方面应分别对待。

(1)出血期。消化道急性大量出血,可以表现为呕血或黑便,结肠癌、直肠癌可为鲜血便,应立即去医院就诊,迅速采取治疗措施,同时输液或输血,此时应禁食。消化道少量出血时,以流质饮食为宜,如牛奶、豆浆、米汤、藕粉等。

（2）恢复期。一般在出血停止 24 小时后，可开始进食少量的流质食物，并密切注意有无再度出血。若情况稳定，可逐渐增加流质食物的量，并酌情改为半流质食物和软食，直至正常饮食。可选择的流质食物包括：①主食。五谷、根茎类；米汤、牛奶及藕粉等；冲泡的面茶、糯米粉、小米粉等。②蔬菜类。马铃薯、瓜类、绿叶蔬菜等煮烂后打成汁，再加以过滤。③水果类。各种新鲜水果制成的果汁或是罐头果汁均可。④豆制品。豆浆、豆花、豆腐。⑤蛋类。蛋羹、蛋花汤等。⑥肉类。猪肉、猪肝、鸡肉、鸭肉、鱼肉、牛肉等，绞碎做成浓汤。⑦奶制品。各种奶粉、冰激凌、乳酸饮料、乳酪（液态）等。

（3）肝硬化合并门脉高压症出血。很多肝癌患者同时患有肝硬化并门脉高压症，出现食管胃底静脉破裂出血时，情况一般比较凶险，应立即去医院就诊。出血期应禁食，一般需 3～5 天或更长时间。出血停止后逐渐给予米汤、菜汁、稀粥等。避免高蛋白饮食，酌情限制钠盐摄入。康复期仍要配合医生治疗，定期做好肝功能监测，加强饮食管理，选择无渣软质饮食，严格限制饮酒，避免油炸及粗糙食物，注意饮食多样化，选择新鲜蔬菜、水果及高碳水化合物、优质低蛋白、低脂肪、低盐饮食。

消化道肿瘤患者在日常生活中应注重饮食调理，以降低消化道出血的风险。

（1）经常喝牛奶可预防上消化道出血，为防止晚间胃酸分泌高峰期分泌过多胃酸，临睡时喝杯热牛奶，可保护胃黏膜并中和胃酸，并可有效地预防胃出血。

（2）宜多吃新鲜蔬菜和水果。凡有出血倾向者，宜多吃含维生素 C、维生素 K 的食物，能改善毛细血管的渗透性，增加血管的弹性，有利于止血，绿叶蔬菜中维生素 C 含量很丰富，柑橘、柚子、番茄、柠檬中维生素 C 的含量也很高。菠菜、卷心菜、花菜、油菜和植物油中维生素 K 的含量较高。还可多进食花生衣、白木耳、荠菜、金针菜、百合、莲藕（榨汁）、蜂蜜等具有止血作用的食物。

（3）患者还应忌食酒、烟、浓茶、咖啡及辛辣刺激性食物。经常饮用烈性酒，对胃黏膜有较大刺激，上消化道出血患者应禁饮。长期嗜酒，对肝脏的损害也较大，会影响凝血因子的合成。烟叶中的有害成分对消化道黏膜有较大的刺激作用，易使消化道黏膜发炎，造成幽门及食管下端括约肌功能紊乱，以致胆汁及胃内容物反流，加重病情。对有上消化道出血病史的患者，禁烟尤为重要。浓茶、浓咖啡可强烈刺激胃酸分泌，不利于消化道炎症的消退和溃疡面的愈合，因而患者不宜喝浓茶和浓咖啡。同时还应禁忌辛辣、香燥、油煎等食品，以免损伤胃肠黏膜，引起出血。

（4）尽可能避免服用对胃黏膜有刺激的药物，如阿司匹林、保太松、吲哚美辛、泼尼松等。

▶ 非消化道手术的肿瘤患者手术后应该怎么吃？主要补充什么食物，促进手术患者体能恢复？

非消化道肿瘤手术的患者进行手术治疗同样存在营养问题，患者接受外科治疗，对身体会造成一定的损伤。术后可能出现失血、发热、感染等并发症，也会出现代谢紊乱、食欲减退、消化吸收功能下降、大便干燥等影响患者营养状态的情况。

手术后经口进食是最理想的营养方式。非消化道肿瘤手术后由于消化道没有创伤，消化能力也没有受到很大影响，应争取尽早经口饮食。可以从半流质食物开始，由少到多，由稀到稠，逐步改善食欲和消化功能。这个时期如果经口饮食不足，可以额外口服肠内营养制剂以补充热量和营养素。待食欲恢复后，就可以进食软食、普通饮食了。建议少量多餐，正餐之间可以食用高能量、高蛋白的零食。

手术后的饮食原则是高热量、高蛋白质、高维生素，适量选用富含锌、铁的食物。蛋白质供给量为每天每千克体重 1 ~ 2 克，富含优质蛋白质的食物有鱼、瘦肉、牛奶、蛋类、豆类及豆制品。动物蛋白质中鱼类的蛋白质最好，植物蛋白质中大豆的蛋白质最好。白蛋白不属于优质蛋白质。注意补充含维生素 A、维生素 C、铁和锌丰富的食物，如瘦肉、猪肝、鱼类、蛋黄、猪血、胡萝卜、红心红薯、辣椒、柿子、花菜、青辣椒、橙、葡萄、西红柿、海带、紫菜、木耳、桂圆等。新鲜的蔬菜和水果富含维生素 C，有利于铁的吸收。如果患者

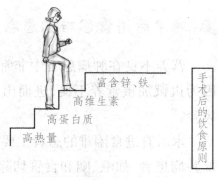

长期食欲不好或消化不良，可以采用中医食疗辨证调养。

▶ 肺癌手术后饮食应注意些什么？

手术治疗是肺癌的主要治疗方法之一。患者手术后短期内会出现食欲缺乏或恶心的反应，应及时静脉输液，口服清淡流质食物，及时补充水分和电解质，促进术后恢复。待患者食欲逐渐恢复后，则可以开始经口自主饮食。早期饮食应以含水分较多、含膳食纤维少的半流质食物为主，如肉末粥、碎菜粥、汤面、馄饨、蒸蛋羹、蛋花汤、鱼片汤、豆腐脑、果汁、菜泥、蛋糕、面包等，避免食用易产气的豆类、薯类和碳酸饮料，保持肠道功能的良好状态，每隔 2～3 小时进餐一次，一日 5～6 餐。如患者无腹胀、腹泻等现象，以后可逐渐过渡到软食、普通饮食。食物应注意多样化，以谷类为主，多吃蔬菜水果、奶类、豆制品，适量吃一些鱼、禽、蛋、瘦肉，少吃肥腻的食物，清淡少盐，均衡和规律饮食将有助于伤口的愈合。

手术康复后，在保证均衡饮食的基础上，适当增加富含植物化学物的食物，如色彩鲜艳的水果和蔬菜、全麦谷物和豆类。植物化学物最好的来源是天然食物，而不是补充剂。胡萝卜、南瓜、红薯、辣椒、豌豆苗、冬苋菜、菠菜、杏、桃、橘子、柿子等深黄色、橙色和深绿色的蔬菜和水果等含有丰富的类胡萝卜素，对肺癌患者具有一定的保护作用。

▶ 对术后进食困难的患者，是否需要静脉输液补充营养？

营养不良在肿瘤患者中非常常见，手术后如果营养补充不足，会因为饥饿加重营养不良，进而出现或加重治疗的副作用，增加感染的风险。

术后有进食困难的患者主要为需要进行大手术治疗的头颈部和腹部肿瘤患者，如喉、咽和食管切除术、胃切除术、胰十二指肠切除术等。患者在手术前往往已经存在营养损耗，手术后由于伤口肿胀、梗阻、胃排空减慢、肠麻痹等原因，通常要延迟进食，使营养需求难以满足身体需要。因此，外科医生通常会在手术过程中为这一类患者放置鼻胃管或鼻肠营养管，以便于手术后早期给予人工营养支持。

手术后 7～10 天内不能经口正常进食，或进食不能满足身体需要时，则应考虑通过鼻胃管或鼻肠营养管给予肠内营养支持，也就是把营养液从营养管中直接输送到肠道。如果肠内营养不能完全满足身体的需要，那么在进行肠内营养的同时，还需要从静脉中输注肠外营养来补充。如果患者存在完全性肠道梗阻、胃肠功能衰竭、严重腹泻呕吐等情况，那么所有的营养都需从静脉中输注给予。如果患者手术后 7 天内能通过口服饮食摄取到足够营养，通常术后不需要常规接受静脉营养支持。

▶ 化疗期间如何通过饮食增加营养？

临床上使用的化疗药物，多数可引起胃肠道反应，常见的如恶心、呕吐。有些抗肿瘤药物还会使患者味觉感受的敏感性降低，味觉异常。另外，疾病本身所造成机体代谢异常，会导致味觉和嗅觉的变化，对苦味或甜味的感觉异常。这几种因素综合在一起，常使患者出现食欲缺乏、厌食、异味感、腹胀、便秘、甚至恶心和呕吐的情况。研究表明，体重下降明显的患者，化疗药物毒性更大，因此限制了用药剂量，影响疗效，降低生存率。那么，肿瘤患者化疗期间应如何进行饮食调理呢？

癌症患者常有体重减轻和营养不良表现,化疗前,重视营养需要,积极补充营养,可减少并发症,增加抗癌治疗的耐受力,提高化疗的效果。在化疗期间,除对症使用抗呕吐及促进食欲的药物外,应特别注意患者的食欲。良好的饮食护理可帮助化疗患者减轻或摆脱困境,有利于化疗的顺利完成。

(1)蛋白质是癌症患者的主要营养物质,正常人体每日需要的蛋白质为每千克体重 0.8~1.0 克,而癌症患者由于消耗增加,每日的需要量更多,为每千克体重 1.5 克,应占总热量的 15%~20%。化疗中应食用高蛋白饮食,按患者消化能力,选用蛋类、乳类、瘦肉、禽肉及豆制品等食物,提供足够的蛋白质和热量,否则会引起肌肉分解代谢,导致体重迅速下降。对于化疗患者而言,要维持其基础代谢,需增加蛋白质至每天每千克体重 2 克以上。

(2)糖类主要参与蛋白质的内源性代谢并防止组织的分解代谢,是热量的主要来源,人体每日需求量为每千克体重 350~500 克,只有摄入充足的糖类才能提高蛋白质的利用和贮存率。

(3)化疗期间患者也应保证维生素类的补充。维生素 C 是一种抗氧化剂,对肿瘤的发生、发展有保护作用,可阻断亚硝胺在体内的合成,对肿瘤有辅助治疗作用。维生素 E 也要适当补充。

对于化疗带来的胃肠道不适要采取一定的营养干预措施。对于恶心呕吐者,建议在接受化疗 2 小时内避免进食,在治疗后以少量多餐的方式,为患者提供温和无刺激的食物,防止患者热量摄入不足;避免使用味道浓重的调味品及食用煎炸、油腻的食品;注意进食的环境,调节好情绪,增加舒适感。进食时不谈论病情及其他不愉快的事情;避免同时摄食冷、热的食物,否则易刺激呕吐。腹痛、腹泻者,应食含钠、钾的食物,如香蕉、苹果,少食产气食物,如豆类。呕吐剧烈者,不能摄入足够的食物时,在配合药物治疗改善食欲、抑制呕吐的同时,根据具体情况,采用肠内营养或肠外营养的方式补充营养,预防营养不良的发生。

临床研究显示,长期、密切、个体化的营养咨询和营养支持可以有效避免营养状态变差和生活质量降低。总之,在肿瘤患者化疗过程中,采取有效措施预防患者的营养不良,不仅有利于提高疗效,还可延长患者的生存期,并改善其生存质量。

▶▶ 化疗期间经常发生呕吐时应怎样补充营养?化疗时出现呕吐是否一定要进食?

化疗是治疗恶性肿瘤的重要手段之一,在治疗过程中,往往会使患者出现明显的恶心呕吐等副反应,给患者带来不适。以下方法可能有助于维持化疗期间的营养状况:①少食多餐,避免空腹或腹胀,不要用勉强吃、勉强喝的办法来压住恶心和呕吐;②避免太甜或太油腻的食物,可饮用清淡、冰冷的饮料,食用酸味、咸味较重的食物来减轻症状;③在起床前后及运动前吃较干的食物,如饼干或吐司,可抑制恶心,运动后不要立即进食;④避免同时摄取冷、热两种食物,否则易引起呕吐。饮料最好在吃饭前 30~60 分钟饮用,并以吸管吸取为宜;⑤可从事轻微活动,并可以用听音乐、看电视或与其他人交谈等方式分散对疾病的注意力;感到恶心时,让身体放松,并慢慢做深呼吸;⑥饭后可适度休息,但勿平躺。远离有油烟味或异味的地方。入睡时应选择侧卧姿势,以免呕吐时误吸入气管。

恶心、呕吐等化疗相关不良反应常引起患者食欲低下,造成患者化疗期间营养欠佳。对于此类患者,应该在强力止吐的同时,充分鼓励他们进食高蛋白流质食物。目前化疗药多针对增殖快的细胞(包括胃肠道黏膜细胞),因而化疗期间胃肠道黏膜因药物效应会受到一定程度的破坏,进食流质、清淡、易消化的食物对胃肠道影响较小。如果患者呕吐频繁影响进食,可采取少食多餐的原则。如果患者食欲低下,可以在无禁忌的情况下合理使用适量孕激素治疗以增加食欲,但这需要由医生来决定。

▶ 化疗期间发生贫血，如何有效通过饮食纠正贫血？

化疗期间患者常常因骨髓功能抑制出现贫血。尽管有促红细胞生成素等一些药物可以促进骨髓提高造血能力，但轻度贫血者并不适合使用，因为有报道发现，促红细胞生成素可能促进肿瘤细胞生长。因此，建议轻度或无症状的轻中度贫血患者通过饮食调节达到补血的目的。饮食调节就是在饮食中增加人体造血所需的各种原料，例如，含蛋白质和铁丰富的食物。含蛋白质丰富的食物多为蛋类、肉类、奶类、豆类等，但肿瘤患者应选择易消化的蛋白类，如鱼肉、鸡肉等。当然，光补充蛋白质也是不够的，铁是造血过程中所必需的原料，患者日常饮食中应适当添加铁含量丰富的食物；维生素 C 可促进铁在体内的吸收，有助于制造血红素，所以膳食中应保证充足的维生素 C 摄取量；除此之外，多食含丰富无机盐的食物，也有助于恢复造血功能。患者化疗期间饮食搭配要合理，既要富有营养又要易于消化。食物摄取必须多样化，不应偏食。适当补充酸性食物则有利于铁剂的吸收。忌食辛辣生冷、不易消化的食物。平时可配合滋补食疗以补养身体。富含优质蛋白质的食物有蛋类、乳类、鱼类、瘦肉类、虾类及豆类等。富含铁的食物包括动物肝脏、动物血、鸡胗、牛肾、猪肾、羊肾；其次是瘦肉、蛋黄、鸡、鱼、虾和黄豆、黑木耳、紫菜、海带、红糖；绿叶蔬菜中含铁较多的蔬菜有菠菜、芹菜、黄花菜、番茄等；水果中以杏、桃、李、葡萄干、红枣等含铁较多。补充足够的水分，建议患者多喝开水，食用富含钾的食物，如土豆、橘子、杏等。

▶ 放化疗后白细胞、血小板下降，吃什么食物有助于升高指标？

放化疗后白细胞、血小板降低是癌症患者放化疗中的一个副作用，也是临床医学上患者不能坚持完整的疗程的重要原因之一。怎样才能使癌症患者化疗后白细胞达到正常值，放化疗后白细胞低吃什么好？一般来说，患者需要先进行足够的营养补充，提高免疫力，应多吃些富含蛋白质、铁、维生素的食物,包括:①补充颜色鲜艳的水果和蔬菜,如金橘、西红柿、胡萝卜和菠菜等,这些食物中含有丰富的抗氧化物,能够保持人体免疫细胞免遭环境中不良因素的侵袭,并加强白细胞杀伤外来微生物的能力。同时,由于这些食物中还含有大量的维生素 C,因此有利于抵御外来病菌,且能使患者迅速康复。②免疫系统需要大量的蛋白质去合成抗体和白细胞,使人体处于良好免疫状态,饮食中应注意多摄取含优质蛋白丰富的食物,如蛋类、瘦肉和豆制品等。③杏仁、麦芽和各种深绿色蔬菜中含有丰富的维生素 E,有一定的抗氧化作用,可以适当选择进食。对于食物的烹调,尽量选择煮、炖、蒸的方式,避免食用腐烂食物、隔夜的饭菜或生的水果与蔬菜。放化疗后血小板下降的患者,在饮食上应尽可能兼顾多样,保证各种营养成分的供给。食疗原则以补气养血、滋阴凉血、止血的食物为主,如山药、桂圆、花生米、桑葚、枸杞子、甲鱼、阿胶

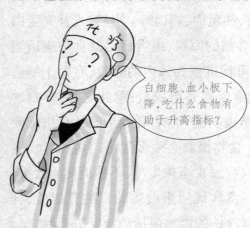

白细胞、血小板下降,吃什么食物有助于升高指标?

等。避免食用粗糙、辛辣食物,以免损伤口腔黏膜。对反应严重、长期营养摄入障碍的患者,可考虑用胃肠外营养输入法改善患者状况。

下面简要介绍几种促进白细胞生成的食物。

骨头汤:它的原料是猪骨髓、羊骨髓、甲鱼、乌鸡。在烹制的过程中,可以放一些山药、莲子、大枣,从中医角度讲,这几种食材的搭配对提高红细胞、白细胞的水平有着重要作用,对患者康复期体质的增强很有帮助。

香菇:据报道,从人工栽培的鲜香菇中提取的多糖类,对白细胞减少症有明显疗效,一般可用鲜香菇适量煮食或做菜常食。另外,香菇还有提高自身免疫功能的作用,增强恶性肿瘤患者的化疗、放疗效果,预防和治疗化疗、放疗所致的白细胞下降等。

黄芪:有补中益气、治疗虚弱病症的作用。历代医家认为,黄芪为补气诸药之最,故白细胞减少者宜食之。

大枣:有补脾、益气、养血的功效,凡血虚、贫血、血小板减少、白细胞减少者,均宜食用。对肿瘤患者经放疗或化疗后引起白细胞减少者,可用红枣同赤小豆、糯米煮粥服食。

牛肉:能补脾胃,益气血,强筋骨。白细胞减少症者,多脾胃虚弱,多食牛肉则补气健脾,故常食颇宜。

此外,有研究表明,硒作为人体不可缺少的微量元素,更是"抗癌之王"。它具有极强的抗氧化作用,可以保护细胞膜免受过氧化物损伤,防止白细胞被误杀。有研究显示,应用富硒酵母有助于缓解卵巢癌患者的化疗副作用,使白细胞数量显著增加。但补硒不推荐使用硒补充剂,并且应避免高剂量的硒补充剂,因为硒的安全剂量和毒性剂量区间很小,非常容易超过最高可耐受剂量而发生中毒。硒补充剂的最大剂量不能超过每日 200 微克。但从食物中补充较为安全,富含硒的食物包括海参、牡蛎、猪肾、小麦胚粉、花豆等。

▶ 放化疗后白蛋白低,饮食上应该怎么调整?

人血白蛋白是评估人体营养状况的可靠指标, 也是癌症患者并发症和病死率的重要预测指标。手术患者术前术后的低白蛋白血症还与手术并发症增加有关。放化疗引起肿瘤患者白蛋白下降,而白蛋白下降的患者往往预后不良,尤其是在消化道癌、肺癌、卵巢癌等。白蛋白的下降也往往与患者病情的严重程度相关, 关注并预防白蛋白的下降有助于改善肿瘤患者的预后。白蛋白偏低,除了临床可以使用药物促进蛋白质的合成外,饮食的调整也是一种重要的方法。

饮食上,首先要满足患者对能量及营养素的需要。由于放化疗引起的食欲下降、恶心、呕吐等,使肿瘤患者食物摄入不足。因而,多种方法促进食物的摄入是预防白蛋白下降的基本要求。对白蛋白偏低的患者,选择食物的原则是:高热量、高蛋白质、高维生素的清淡饮食。同时要注意食物的口味,如甜、酸食物可刺激食欲增加,减少化疗所致的恶心、呕吐、食欲缺乏等不良反应。番茄炒鸡蛋、山楂炖瘦肉、黄芪羊肉汤及虫草烧牛肉等都是不错的选择。另外还有鲜蜂王浆、木耳、猴头菇等食品,既补气又健血、健脾胃,减少放化疗反应,提高整体疗效。但要忌腥味。白蛋白偏低,食补上除选择一般患者常用的食品外,还要多食用些补养肝肾、调理脾胃之品,如橘子、佛手、石榴、山楂、黑木耳、蘑菇、赤豆、胡椒、鲜姜、鲫鱼、蜂蜜、胡萝卜、番茄、马齿苋、葵花籽等。

常见含蛋白质多的食物包括:畜肉类,如牛、羊、猪肉等;禽肉类,如鸡、鸭、鹅和鹌鹑等;蛋类,如鸡蛋、鸭蛋、鹌鹑蛋等;海鲜类,鱼、虾和蟹等;大豆类,包括黄豆、大青豆和黑豆等,其中以黄豆的营养价值最高;此外,像芝麻、瓜子、核桃、杏仁和松子等干果类中蛋白质的含量均较高。

如果食物摄入不足,可以通过口服或管饲肠内营养制剂给予营养补充。

▮▶ 放化疗期间输注人血白蛋白是否可以抑制白蛋白下降?

回答是否定的。由于肿瘤患者对白蛋白的消耗很大,很多时候超过了人体合成白蛋白的速度,常常会出现白蛋白低下,这时候是需要输白蛋白补充的,但是,在白蛋白并不很低的时候将白蛋白作为补药,则是不合适的。补充白蛋白的目的只是暂时维持血液中的白蛋白浓度,保证低白蛋白血症的患者在短期内有一定量的白蛋白满足人体工作的需要,而不是将其作为合成蛋白质的原料。白蛋白本身的半衰期较长,进入体内不能及时转换为氨基酸被人体利用,而且缺乏人体必需的亮氨酸或异亮氨酸、色氨酸,并不利于人体自身的蛋白质合成。

长期以来,血制品已被习惯用作改善患者营养状态的措施,但从现代营养代谢角度来分析,这种做法存在一定问题:①输血仅适用于失血的补充;②血浆中蛋白的转化率很低(仅及氨基酸的 1/2000);③其中异亮氨酸和色氨酸的含量较低,虽可用于补充血浆蛋白丢失或血容量,但不适于作为蛋白质的来源;④白蛋白的半衰期约为 20 天,输入体内后需分解成氨基酸后才能被利用；⑤价格较高，又存在传染的潜在危险。

▶ 放化疗期间白蛋白下降，输氨基酸是否有效？

氨基酸是蛋白质的基本组成单位，可分为必需氨基酸和非必需氨基酸。机体不能合成而只能从食物中获取的氨基酸称为必需氨基酸，非必需氨基酸可以通过机体自身转化而产生。但在营养不良时，必需氨基酸来源不足，体内非必需氨基酸的合成也会受到影响。

在非必需氨基酸中，谷氨酰胺和精氨酸颇受重视。前者是小肠黏膜、淋巴细胞及胰腺腺泡细胞的主要能源物质，为合成代谢提供底物，促进细胞增殖，还参与抗氧化剂谷胱甘肽的合成。后者可刺激胰岛素和生长激素的释放，促进蛋白质合成，还是淋巴细胞、巨噬细胞等很好的能源。谷氨酰胺对放化疗患者有特殊的意义，在作为营养物质的同时有强化机体免疫的作用。谷氨酰胺是人体内最丰富的游离氨基酸，是快速增殖细胞的氧化燃料和核苷酸合成的前体，特别是在应激等分解代谢旺盛的情况下，谷氨酰胺的需求明显增加，而谷氨酰胺的不足可导致肠黏膜损害和免疫功能下降。

临床上常用的氨基酸制剂一般分为平衡型制剂和特殊配方的制剂。以营养为目的的氨基酸制剂应含有血液中的各种氨基酸且相互比例应适当，称为平衡型制剂。80%以上的患者采用平衡型制剂，耐受性和疗效都很好，只有不到20%的特殊患者需要采用某种特殊配方的制剂。过多的蛋白质供给可加重肝、肾负担，造成器官

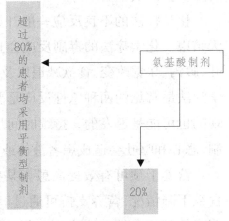

特殊患者，需要采取某种特殊配方的制剂

损害，应避免。氨基酸混合液才是能提供机体生理性蛋白质营养的静脉制剂，是目前理想的供氮物质。

放化疗患者在能正常进食的情况下,不需要输注氨基酸液。即使因厌食、呕吐、剧烈腹泻等进食不够时,只要肠道有功能,就应该采取肠内营养的方式,通过口服补充肠内营养制剂。不能进食的患者可通过鼻饲管或造瘘管给予肠内营养制剂。患者肠道功能有障碍,如完全性肠梗阻时,需要从静脉补充营养。这时,也最好使用由葡萄糖、脂肪乳、氨基酸以及维生素、电解质等混合而成的"全合一"肠外营养液,而不是单纯输氨基酸液。

研究表明,仅仅输注氨基酸液,在患者总能量、碳水化合物不足的情况下,其氨基酸主要被用于供能,而不是我们希望的用于合成白蛋白等其他功能蛋白。同时,有研究表明,单纯输注氨基酸,可能加重患者肝肾功能负荷,不利于患者康复。

▥▶ 结直肠癌患者化疗后的饮食应注意哪些问题?

非终末期肿瘤化疗患者的营养治疗目标是:①预防和治疗营养不良或恶病质;②提高对化疗的耐受性与依从性;③控制化疗的副反应;④改善生活质量。

化学疗法的不良反应一般开始于化疗后数小时,于化疗后第 5～7 天结束。化学疗法的毒副反应会直接影响新陈代谢,或因引起恶心、呕吐、腹泻、味觉改变、食欲减退以及厌食而间接影响营养物质的摄入。化学疗法最常见的两种急性反应是恶心和呕吐。这些症状可能是立即出现的也可能是迟发的,持续时间从几小时到几天不等。如果不加以控制,恶心和呕吐会造成患者液体或电解质的失衡、体重下降以及衰弱。

营养干预可有效提高患者某些方面的生活质量,改善呼吸困难和食欲下降情况,营养支持可通过口服、胃肠道插管或静脉插管进行。营养支持的饮食策略应集中于帮助患者在症状出现时维持营养摄入、恢复体重或减少体重下降幅度。单纯口服营养干预被广泛用于肠内肠外插管喂饲之前,包括通过提供额外食品(如营养加餐、强化食品)来调整食物的总量,以增加能量和营养含量,以及口服营养补给药品。食物摄入调整是以患者常食用的食物为基础，可根据个人需要进行调整，避免单调。而额外食品的费用则必须是患者可承担且易于购买的。口服营养补给药物通常制成带有甜味的牛奶状饮品，含有丰富的维生素和矿物质，可补充能量和蛋白质，但患者长期服用会觉得单调，因此依从性较差。

▣▶ 头颈部肿瘤放疗引起的口腔黏膜炎，导致口腔疼痛、进食困难，如何补充营养？

　　放疗是现阶段治疗鼻咽癌等头颈部肿瘤的根治性手段，有较好的治疗效果，但放疗在杀死肿瘤细胞的同时还会损伤病灶周围的正常组织，从而引发放射性口腔黏膜炎，会造成患者黏膜溃疡、糜烂，影响患者的正常进食，增加了患者的痛苦。损害程度的轻重因射线源、辐射剂量、曝光时间、照射方法以及个体耐受差异不同。放射线照射后短时间内的黏膜变化称为"急性损伤"，照射后 2 年以上出现的症状称为"慢性损伤"。急性损伤往往导致味觉改变和受照射区域黏膜充血明显加重，伴有疼痛。会出现由纤维蛋白、白细胞等渗出物形成的点状或小片状伪膜，随着伪膜的逐渐形成，疼痛加重，会出现进食受限，仅能进软食或半流质食物。一般在放疗 5～6 周时，大片伪膜形成，口干和咽喉疼痛加重。口腔黏膜炎给患者带来很大痛苦，也会影响患者放疗后的康复。

　　口腔的清洁卫生是防治口腔黏膜炎的第一步，放疗前就要进行口腔卫生检查，处理好患者既往的口腔基础疾病如牙周疾病，牙结石，龋齿等。做好口腔的清洁卫生可以减少炎症对于口腔黏膜的刺激、减轻疼痛。鼓励患者正常进食，加强营养摄入，保持口腔的清洁湿润，不仅有助于黏膜在放疗后的自我修复，为治疗创造良好的条件，还可减轻放疗反应。饭后用软毛牙刷和含氟牙膏刷牙，以减少感染和龋齿发生的机会。

　　发生口腔黏膜炎后，饮食中营养补充可遵循以下原则。

　　（1）日常饮食应增加高蛋白食物的摄入量，多食多汁的饮食（每日摄入 1500 毫升以上），来促进口腔黏膜的新陈代谢。

（2）避免进食粗糙、坚硬、带骨刺、辛辣刺激的食物。

（3）避免进食过热、过冷的食物（如热咖啡、冰激凌）。

（4）避免进食柑橘类饮料或食物，因其刺激口腔黏膜。

如单独通过进食不能满足机体需要时，应及时与医生取得联系，可以给予鼻胃管、鼻十二指肠置管等，必要时可考虑行肠外营养。局部用药，使用雾化剂、含漱剂和喷剂等可减轻口腔黏膜炎的反应。不同的漱口水分别具有抗炎、镇痛、麻醉、解热、抗菌性能，可能有助于缓解口腔黏膜炎。如疼痛严重时，可给予麻醉剂、止痛药及黏膜保护剂对症处理。

还可根据个人的爱好选择合适的运动项目，如散步、太极拳等，提高免疫力和身体素质。避免不良精神刺激，注意保持乐观的生活态度。

▦▶ 放疗后经常会觉得嘴里没味，或者吃没放盐的食物都感觉很咸，又或者吃什么都是苦的，患者放疗后味觉改变该怎么办？

味觉改变又称味觉障碍，是指味觉反常或味觉受损，或是一种不愉快的味觉变化，这是肿瘤放疗常见的不良反应之一。据国内外专家学者的相关研究显示，肿瘤本身及肿瘤放疗引起的味觉改变是普遍存在的。味觉改变的症状有：味觉敏感度的改变；味觉品质的改变，如化学味、金属味、药味、苦味，以及很难准确描述的味道感受；厌恶食物，通常会拒绝那些令他们联想到胃肠道不适症状的食物。放疗患者味觉的改变与放疗的部位和剂量有很大的关系。一般来说，舌头在放疗照射野范围以内的头颈部肿瘤患者最容易出现味觉改变症状。随着放疗剂量的累积，舌头上的味觉感受细胞受损，口腔干燥，唾液分泌的减少，这些都会干扰不同分子到嗅觉和味觉受体的运输。此外，口腔黏膜炎也是影响味觉的重要原因。每一种味觉对射线的敏感性也不一样，一般来说，射线对咸味和苦味影响严重，甜味受损最少。味觉异常患者常伴有不同程度的焦虑、抑郁等，导致患者对躯体感觉上的扩大，从而对躯体产生直接影响,使患者身体功能、社会功能降低,进而使患者生活质量进一步下降。

对于味觉减退和味觉缺失,目前缺乏有效的药物治疗方法,临床上还是以预防为主。当前的放疗技术,如适形调强放射治疗(IMRT)、图像引导下的调强放射治疗(IGRT),都采用精确放射定位和治疗技术,使涎腺和口腔黏膜得到最大限度的保护,避免正常组织受到过高的照射剂量。保持口腔内的湿度及口腔清洁,同时及时修复味蕾和涎腺导管的黏膜损伤,有助于改善味觉受损情况。硫酸锌对苦味和咸味的味觉损伤有一定程度的治疗作用。

家属或护理人员可根据患者的个人喜好调整菜肴的制作方法,经常变换食物、菜色的搭配,以增强嗅觉、视觉上的刺激,弥补味觉的不足。患者应多吃新鲜水果和蔬菜以补充维生素。多饮水,可用果汁、茶水代替,保持口腔黏膜湿润。

对味觉异常患者的饮食指导必须具体化,避免千篇一律。①如味觉丧失可进常温食物、在新鲜蛋白质食物中多加一些调味品。②如出现苦味则需少量多餐。为增加肉类的可接受性,在烹调前可先用少许酒、果汁浸泡,或者混入其他食物中烹饪。若觉得肉类有苦味,可用浓调味料来降低苦味,亦可用蛋、奶制品、豆类、豆制品或干果类取代,以增加蛋白质的摄取量。③如出现咸味则少放盐,吃凉食物等。④如食欲降低可以吃一些鲜辣食物或在菜中多放一些调味品。同时鼓励患者进餐前适当运动,进餐时环境舒适,与家人、朋友一起进餐。

▌▶ 化放疗后食欲下降和厌食,能否用保健品代替补充营养?

放化疗后患者往往会出现食欲下降和厌食的情况。一方面,是治疗的不良反应导致;另一方面,肿瘤本身分泌恶病质因子(IL1,IL6,TNFα等)亦可导致。如不及时补充营养,就会出现体重下降,进一步发展就会导致营养不良,甚至恶病质。恶病质可分为原发性和继发性两类。原发性恶病质主要见于肿瘤代谢学的改变,癌症本身产生的肿瘤物质通过激活一系列的信号通路扰乱组织的正常修复,分解代谢加速,合成代谢减慢,导致骨骼肌组织丢失。此外,肿瘤会引发全身性炎症反应,相关炎性物质的释放会抑制患者食欲。继发性恶病质主要见于进食障碍、摄入不足导致的营养不良,常见的是食欲缺乏和呕吐,口腔溃疡导致的局部疼痛,化疗药物引起的味觉、嗅觉的改变,腹泻或是便秘,以及机械性梗阻,如肿瘤阻塞食管,引起的吞咽困难和吞咽痛等机械变化使患者进食减少,甚至不愿进食。恶病质在老年人更为常见,其中食管癌、胰腺癌及胃肠肿瘤等消化系统肿瘤发病率较高,早期诊断发病率在60%以上,晚期和终末期的发病率更是高达80%。

保健食品主要包括功能性食品和营养素补充剂两大类,其中功能性食品是指具有特定营养保健功能的食品,即适宜于特定人群食用,可调节人体功能,不以治疗疾病为目的的食品。而营养素补充剂是单纯以一种或数种经化学合成或从天然动植物中提取的营养素为原料加工制成的食品。营养素补充剂由一种或多种维生素或矿物质组成,如我们日常口服的多种维生素制剂等。但是保健食品是食品而不是药品,与其他食品的主要区别在于它具有特定的保健功能,这种保健功能不是治疗疾病,而是保护人体健康。也就是说,保健食品是可能含有某些功效成分的食品,具有营养作用,而不是疾病治疗作用。保健食品的功效成分是指能通过激活酶的活性或其他途径,调节人体功能的物质,目前主要包括:①多糖类,如膳食纤维、香菇多糖等;②功能性甜味料(剂),如单糖、低聚糖、多元醇糖等;③功能性油脂(脂肪酸)类,如多不饱和脂肪酸、磷酯类、胆碱等;④自由基清除剂类,如超氧化物歧化酶(SOD)、谷胱甘肽过氧化酶等;⑤维生素类,如维生素A、维生素C、维生素E等;⑥肽与蛋白质类,如谷胱甘肽、免疫球蛋白等;⑦活性菌类,如聚乳酸菌、双歧杆菌等;⑧微量元素类,如硒、锌等;⑨其他类,如二十八醇、植物甾醇、皂苷等。

功能性食品中的功效成分,如大豆异黄酮、番茄红素等,由于细胞实验和动物实验均证实这些成分具有预防肿瘤甚至抗肿瘤的作用,因而受到保健食品商家及消费者的推崇。但这些功效仍缺乏较长时间的人体临床研究进行验证。虽然营养素补充剂可以给患者提供膳食以外的维生素、微量元素、矿物质等,但营养素补充剂仅能提供营养素,并不能代替正常膳食,也不能代替膳食的多样性。

均衡饮食是预防肿瘤患者营养不良的首要保证,患者在化放疗后难免会出现食欲下降和厌食的情况,就更要采用多种措施保证食物的足量摄入,如少量多餐,提供高能量、高蛋白甚至高脂的食物等。用保健品补充营养,只适用于饮食有严格限制的人群,且这种补充剂最好是多种矿物质和维生素相互平衡的膳食补充剂,具体选择和使用可根据患者情况咨询营养医师。

▮▶ 放疗过程中怎样加强营养?放疗间隙期在家如何饮食?

建议肿瘤患者在放疗过程中每周至少监测体重和血常规一次,作为观察放疗反应及营养状况的参考。在放疗时,患者往往会出现食欲缺乏情况和胃部不适感。首先要密切观察患者情况,注意饮食多样化,并注意加强营养,在保证主食量的同时适量增加蛋白质及维生素含量丰富的食物(鸡蛋、酸奶、瘦肉)。鼓励患者多饮水,戒除酸、辣、煎、炸等刺激性食物和过硬的食物。在治疗前一小时吃适量食物,避免空腹接受放疗,少量多餐优于进三次正餐,可准备一些加餐小食物,如面包、蛋糕、酸奶、水果等。

对于正常进食不能满足营养需要的患者,可使用营养补充剂(如肠内营养制剂、多种维生素和微量元素制剂)。对于吞咽困难的患者,可以吃流质或半流质食物,如牛奶、酸奶、面条、鸡蛋羹、肉粥、米糊、果汁和菜泥等。并避免过冷、过热及酸辣刺激性食物。对于肠道放疗患者,尽量避免吃油腻及刺激性食物。对于口干的患者,要多喝水,适量吃些生津的食物,如梨汁、橙汁等。如出现食欲下降、恶心呕吐等胃肠道反应,可使用止吐药物对症处理。

在放疗过程中还需要规律生活作息,保持乐观积极的心态,保证充足的睡眠,避免疲劳和情绪过分波动,可根据身体情况安排一些有利于身心健康的音乐治疗或棋牌活动。放疗期间常会出现骨髓的抑制,还要注意每周检验白细胞情况,当白细胞降低时,应根据情况由医生决定是否需要使用升白细胞药物,并减少外出,注意保暖,避免着凉感冒。

▶▶ 我在进行肿瘤同步放化疗,体重减轻很多,食欲差同时伴吞咽困难,医生说要插鼻饲管输营养液,有必要吗?

在肿瘤治疗期间,尤其是同步放化疗的口腔、咽喉、食管毒性反应可导致进食困难,最终导致营养状况恶化。人体在营养不良状态下会引起免疫功能下降,容易发生感染,而感染及炎性反应又可使人体分解代谢增强,进一步加重营养不良。对预计口服摄入量小于预计能量消耗的60%,且持续时间超过 10 天,或预计不能进食时间超过 7 天,或已发生体重下降者,要及时给予营养支持。主要目的是补充实际摄入与预计摄入的差额,以维持或改善营养状态。在经口摄食有困难时,可能就需要插鼻饲管输营养液。

在头颈部肿瘤和食管癌患者进行同步放化疗的情况,吞咽困难和体重下降时常发生。鼻饲管是最常用的肠内营养途径。相对于肠外营养,肠内营养具有安全、经济、简便的特点,它首先提供了胃肠自身的营养,维持了胃肠道的正常生理功能,还可防止胃肠道黏膜萎缩和肠道内细菌移位等损害。肠内营养可以直接给肠黏膜细胞提供营养,有利于维持胃肠道生理上和免疫学上的完整性,并可减少病原菌进入腹膜及循环系统的机会,肠内营养还可提供更完善的营养制剂,如 ω-3 多不饱和脂肪酸和膳食纤维等。鼻饲管时要注意将患者头部抬高 30°~45°,减少反流性肺炎的发生。在管饲时将配制好的营养液用注射器缓慢推注,推注时候要注意速度不能快于每分钟 30 毫升。在成人胃排空无困难时,每次可给予 250~400 毫升,每日 4~6 次。

研究表明,积极的肠内营养有助于维持体重,提高生活质量,保证放化疗的顺利完成。

▶▶ 放疗后口干舌燥,讲话很容易口干,吃东西不好吞咽,而且晚上要一直起来喝水,这种情况该怎么办?

放疗后口干是由于在放射治疗过程中唾液腺受到不同程度的照射。唾液腺是对放射非常敏感的腺体,在放疗第一周以后(累计剂量10~15Gy),就会出现唾液分泌量的下降。研究显示,唾液腺接受放疗的体积和剂量与功能密切相关。双侧唾液腺接受放疗剂量大于25.8Gy,患者唾液流量低于正常流量的25%时,即可出现4度口干症状和体征。由于腮腺、唾液腺均在照射范围内,放射治疗后腮腺及唾液腺功能受到抑制,因此唾液腺分泌的唾液量减少、质变黏稠,使口腔酸度增加,利于细菌繁殖,加上射线可导致放射性龋齿,患者会出现牙痛、口臭、咀嚼困难等情况。味觉改变是放疗后食欲减退的主要原因,放射线损伤口腔黏膜和味蕾,同时伴有涎腺分泌液减少,导致患者的味觉减退,严重者味觉缺失,影响食欲状态,降低患者的体质和免疫力,也严重影响了患者的生存质量。

饮食调整是首要措施,即改变饮食的习惯和种类。例如,摄取汤汁较多的食物,或在较干的食物中加汤、加水,以使食物柔软,变得容易吞咽。原则上,患者应避免刺激性的食物,如辛辣食物、太咸的食物,以及茶、咖啡等。原因是干燥的口腔黏膜易受到刺激,而感觉不适。酒精因为挥发时会带走水分,会使干燥更加恶化,因此也不建议使用。另外,患者的味蕾会变得敏感,辣椒、胡椒、葱、姜、蒜等食物容易让患者觉得不舒服。太坚硬或粗糙的食物,由于患者口腔黏膜的感觉会变得迟钝,也容易摩擦口腔黏膜,造成小伤口或溃疡。

其次,应重视口腔清洁,具体应对措施为:①使用小苏打水定期漱口。小苏打水为弱碱性,可以中和干燥口腔的酸性环境,并且可以减少黏唾液的黏稠感及不适感。②用含杀菌剂氯己定的漱口水。这样可以减少口腔内的细菌数,降低蛀牙或牙齿被腐蚀的风险。对于嘴巴难以张开的患者,漱口水可以让难以清洁的口腔环境得到改善。③用餐后,彻底清洁口腔。患者的假牙不要一直戴着，不用时拿下，使用后应彻底清洁。④可用牙线或齿间刷清洁牙齿缝隙，用软毛牙刷彻底清洁牙齿的四个面(咬合面,内表面,外表面,以及齿间)。⑤患者在治疗前都应接受口腔科医生的完整评估,在治疗后,每隔三四个月都要定期到口腔门诊追踪检查,这样可以早期针对需要处理的牙齿进行治疗。⑥可使用含氟牙膏,亦可每日涂氟以减少蛀牙的发生,同时也减少牙齿敏感的情况。⑦若发现牙齿有疼痛或松动的状况,应该立即寻求口腔科医生的专业协助,不要拖延,这样可以降低放射性骨坏死的风险。

第三,可以使用一些刺激唾液腺分泌的方法,包括:①物理性刺激。可以嚼食无糖口香糖,借助嚼食的动作,刺激还有功能的唾液腺分泌更多唾液,同时嚼食动作能让口腔的肌肉做康复运动。②化学性刺激。酸的食物(如柑橘类及酸梅等)、甜的食物、苦的食物都能刺激唾液的分泌,但应适度食用,并注意口腔清洁。③人工唾液。可模拟和代替自然唾液的功能,润滑及湿润口腔,但改善口干症状的效果通常只有数小时,必须经常使用。通常会加入一些酶素来取代患者减少或丧失的唾液酶素功能,或是加入氟化物,增加口腔对抗有害细菌的能力。④促进唾液分泌的药物。有些药物,如毛果芸香碱、西维美林等,可以促进残存唾液腺的分泌,但停药后效果即消失。

最后,可采用直接补充水分的方法:①随身携带一瓶水是最简单、最直接的做法。口渴时,可以喝一点水润滑口腔及嘴唇。②使用护唇膏来缓解嘴唇干裂的情形。③使用喷雾型小水瓶向口腔喷雾加湿,使用空气加湿器、调节空调模式改善环境湿度,都会有些帮助。④若觉得半夜易因口干醒来,也可在床头放一个保温杯,方便随时饮用。⑤可以在洗脸槽中注入热水,利用热水的蒸汽来使面部及口唇湿润,每天可以进行4~5次。

▮▶ 直肠癌放疗后为什么总想解大便? 怎么处理比较好?

直肠癌放疗后出现频繁解大便的症状其实是"里急后重",是直肠刺激征的表现,最有可能的情况就是直肠放疗后出现了"放射性肠炎"。

放射性肠炎是腹盆部放疗的常见并发症,腹盆部放疗后,肠黏膜损伤导致吸收能力丧失,分为急性和慢性两个阶段。急性放射性肠炎发生在放疗初期,射线直接损伤了肠黏膜的快速增殖细胞,肠功能性上皮面积较少,影响了胆盐、脂肪、糖、蛋白质和维生素的吸收代谢,进而肠分泌功能及动力下降,出现肠壁溃疡、纤维化和增厚。临床表现主要为恶心、呕吐、腹痛和腹泻,如果直肠受累,则会出现里急后重和便血,这些症状通常在 2~12 周可消失。慢性放射性肠炎在放射治疗后数月至数年后发生,可导致闭塞性动脉内膜炎和功能性上皮面积广泛减少。临床表现为体重减轻、腹痛、腹泻、直肠出血、吸收不良、肠管狭窄、肠梗阻甚至肠穿孔。慢性放射性肠炎是腹盆部放疗的严重并发症,约 2/3 的死亡率都归咎于它。研究指出,慢性放射性肠炎的患者如果进行家庭肠外营养,可获得大约 64% 的 5 年生存率。急、慢性放射性肠炎均会导致营养不良,但急性放射性肠炎所导致的营养不良往往是短暂的,长期的营养不良往往与慢性放射性肠炎有关。治疗上,可给予洛哌丁胺等药物或乳酸杆菌等益生菌控制腹泻,同时进食高蛋白含量的食物,如瘦肉、鸡蛋、鱼、豆制品等,应限制低渗液体的使用,可给予口服补充葡萄糖生理盐水,避免高纤维和高脂肪含量的饮食,限制乳糖的摄入,避免这些食物对肠道蠕动的促进,加重腹泻。如果放射性肠炎严重的话,可口服谷氨酰胺胶囊,促进肠道黏膜修复。急性反应轻的反射性肠炎发展为严重的慢性放射性肠炎的可能性较低。对于慢性放射性肠炎的患者,如果不能自主进食补充营养,则可实施肠外营养支持。但需要注意静脉损伤、感染及肝功能损伤等并发症。大约有 1/3 的放射性肠炎的患者需要手术治疗,瘘管形成、肠管狭窄或穿孔,以及活动性出血都是手术的指征。

▣▶ 在进行放化疗等治疗的同时能用中药进行调理吗?

在我国,中医药协助治疗恶性肿瘤由来已久。中医对肿瘤的认识可追溯到公元前 16 世纪,殷墟甲骨文中就有关于"瘤"的病名记载。中医认识恶性肿瘤的历史源远流长,为后人积累了丰富而宝贵的经验。恶性肿瘤归根到底是"基因病",是基因突变诱发基因组不稳定而导致的细胞的永生化,永生化的细胞不断消耗身体的营养、破坏正常器官的结构和功能。虽然中药不能针对分子水平的基因进行病因学的治疗,但却有可能纠正被恶性肿瘤细胞破坏的体内稳态,故有效的中药治疗重在"扶正",维系体内环境的平衡。晚期重症患者往往存在严重的营养消耗,故保证足够的营养摄入是维系稳态的基本要求,需要保证每日摄入充足的蛋白质,建议摄入量为每千克体重1~1.5克蛋白质,严重者甚至需要每千克体重2克蛋白质的摄入量才能保持"氮平衡"。在此基础上,中药的调理才有可能出现正向的作用。"调消适宜"是调整人体气血等各个方面的状态,体现在"调其境、顺其势、摄其神"和"调其枢、畅升降、转大气",以达到体内各个系统平衡和谐的状态。中医学的本质特征是以人为本的整体观,以调整人体平衡为核心。中医治疗肿瘤的目的并不是直接杀灭癌细胞、消除瘤体,而是调整脏腑功能及气血平衡,消除体内蓄积的"痰、瘀、湿、毒"等病邪,使内环境恢复平衡的状态。恶性肿瘤的发生、发展,以及抗肿瘤的治疗都可能会对人体正气有所损伤,导致人体御邪能力下降或消失,加速癌细胞的转移和复发,形成恶性循环,故"扶正固本"也是中药治疗有所裨益的缘由。李中梓的《医宗必读·积聚》就有"屡攻屡补,以平为期"的治瘤训诫。意思是治疗癌症的同时也损伤了机体,过分治疗打破了机体的平衡,可能并不能获益,对于发展缓慢的肿瘤温和地治疗,追求"带瘤生存"的稳态发展可能是更合理的目标,不一定要追求完全消除。"初病在经,久病入络"是恶性肿瘤的一般发展规律。治络用法清灵,不伤正气。恶性肿瘤患者的血液往往呈现高凝状态,"开郁通络,求通顾和",通络活血化瘀,治疗时注意抗凝,通利之中兼顾阴血,使补而不滞,使利而不伤,刚柔交举,这与西医抗瘤治疗中抗凝溶栓以避免栓塞和梗死的理念是不谋而合的。

总而言之,重症患者晚期可以使用中药进行调消适宜、扶正固本、通络化瘀等治疗,但也需要严格避免使用雷公藤、草乌、木通、曼陀罗、夹竹桃、泽泻、钩藤等有肝肾损伤作用的中药。

第三章 ◀▮

进阶性营养问题

▓▶ 肿瘤患者进行食疗是否可行，应该怎么做？

中医食疗是祖国医学的瑰宝，历史悠久且具有丰富的实践经验，是通过饮食调节来强身健体、预防病变、改善人体功能的一门学科，涉及食物本草、饮食调节、食物的选择及四季养生等诸多方面的内容。恶性肿瘤患者在常规抗肿瘤的基础上合理进行食疗可固本培元、调消适宜、促进人体快速恢复平衡状态，从而更好地配合抗肿瘤治疗，发挥更好的辅助作用。食疗原理和操作比较专业，需要专业的理论知识，并在有经验的中医食疗专家的指导下进行。

中医学认为，恶性肿瘤的发病往往由内因和外因共同作用而产生，从发病机制来看多为因虚致实，本虚标实，正虚和邪实共同存在；初期以标实为主，多呈气滞、血瘀、痰湿、邪热；后期以本虚为主，出现气血亏虚、津液枯槁、脏腑衰弱。故在不同的时期应采取不同的方式进行食疗。①围术期应以"益气养血，健脾补虚"为主要原则。可进食优质蛋白、高热量和富含维生素的、易消化的食物。补气的食物可选取粳米、高粱米、薏米、青稞、银鱼、鸡蛋、葡萄、荔枝、樱桃等。补血的食物可选取猪肝、鸭血、红枣、牛肉、黑木耳、海带、龙眼肉、鲤鱼、鸽肉、鹌鹑肉等。可进食质地较软且易于消化的食物，要避免暴饮暴食，少食油腻及刺激性食物等。②放射治疗时应以"益气养阴，活血解毒"为主要原则。宜进食高蛋白、高热量、高维生素食物。高蛋白主要以优质蛋白（包括优质动物蛋白和大豆蛋白）为主。推荐食物如海参、海蜇、鲍鱼、海带、荸荠、菱角、黑木耳、猴头菇、香菇、金针菇、藕（生）、枇杷、猕猴桃、乌梅、李子、橙子、银耳、芝麻等。③化学治疗易损伤人体气血、精液，可导致脏腑失调、平衡紊乱。治疗应以健脾和胃、益气养血、补肝益肾为主要原则，可减轻化疗所导致的不良反应。可选择的食物有油菜、龙眼肉、黑芝麻、山楂、白扁豆、牛肉、羊肉、牛奶、大麦、沙棘、红糖、蘑菇等。

▌▶ 肿瘤患者需不需要忌口辛辣食物？

辛辣的感觉其实不是味觉，而是一种痛觉，辛辣食物常被称为刺激性食物，此类食物包括葱、蒜、韭菜、生姜、酒、辣椒、花椒、胡椒、桂皮、八角、小茴香等。肿瘤患者因为经过多程的放化疗后，会出现口干、咽痛、吞咽困难、恶心、呕吐等消化道反应，而刺激性的食物会加重这些副反应，故有人认为肿瘤患者应该禁忌辛辣食物。其实辛辣食物作为调味料并不会加重疾病，大可不必刻意禁忌，只需控制在身体能够接受的范围即可。经过对嗜辣人群的调查随访发现，嗜辣者发生结肠恶性肿瘤的概率甚至低于不嗜辣者。辣椒碱能增加唾液分泌、促进食欲、改善消化，辣味食物可刺激肠道蠕动、加速肠内容物排泄、及时带走肠道内的致癌物质，辣椒碱对于很多细菌有抑制作用，因而肿瘤患者可以根据自身状况适当食用辣味食物为饮食添味。

▌▶ 恶性肿瘤患者应该怎么进补？

中医认为，正气虚损是肿瘤发生、发展的原因之一，肿瘤患者在术后、放化疗后乃至晚期恶病质期正气虚损，元气大伤，确实需要"进补"来加强营养，扶正固本。但盲目购买昂贵的所谓"名贵补品药材"是不正确的，应该进行科学进补。肿瘤患者由于肿瘤发展及抗肿瘤治疗的原因，往往伴有食欲下降、消化能力变差的情况，甚至常常伴有恶心、呕吐等胃肠道症状。滋补类食物大多过于滋腻，大量进补后不但不能很好地吸收，还会加重胃肠道的负担，造成新的伤害。应适量适度进行清补，但进补的药方和药物剂量应比普通人群有更严格的限制。由于肿瘤的生长需要大量的营养，很多人担心补充营养可能会刺激肿瘤的生长，甚至采取禁食或忌口的方式希望"饿死"肿瘤细胞，显然这是极端错误的。事实上，营养缺乏所导致的免疫系统崩溃才真正会导致肿瘤细胞加速生长，故适当运用食疗进补的方法调整脾胃功能，可以全面增加营养、补偿消耗、扶助正气、增强人体抗病能力。现代药理学研究发现，有些滋补类的中药还有一定的抗肿瘤作用,如人参、三七、灵芝、冬虫夏草等。但必须要清楚的是,这些抗肿瘤作用是间接发挥作用的,是通过提高身体功能、提高免疫力而达到抗肿瘤作用的,但是否需要长期服用,还要听取医生的建议。总的来说,肿瘤患者进补宜补中有清,清中有补,清补结合,根据每个患者自身体质的特点来制订个体化的进补方案,必要时应咨询有经验的中医专家。

▐▶ 常吃烧烤和熏腊食品会增加致癌的风险吗?

2015 年 10 月 26 日,世界卫生组织(WHO)分支部门——国际癌症研究机构(IARC)发布调查报告,将加工肉制品列为"1 类"人类致癌物,与槟榔、酒精饮料、黄曲霉毒素、砷及无机砷化合物、尼古丁等同属一类。加工肉制品制作过程中,尤其是在烧烤、烟熏的过程中,会产生多种化学致癌物。

以畜、禽的肉、内脏或血液等副产物为原料,经烟熏、烘烤、煎炸等方式处理,可以提升产品口感或延长保存时间。烧烤食品由于也接触烟气,因此其性质类似于熏制食品。熏烤食品时,熏烤所用的燃料木炭含有少量苯并芘;肉类油脂滴在高温下产生苯并芘等多种致癌化合物;被熏烤的食物含有糖和脂肪,不完全燃烧产生苯并芘及其他多环芳烃;富含碳水化合物的馒头、面包或土豆片在烤制过程中则会产生致癌物丙烯胺;食物炭化时,脂肪因高温裂解产生自由基,并相互结合生成苯并芘。尤其在烧焦的食物中,产生的杂环胺更多。这些致癌物质飘浮在空气中通过呼吸道,或者随着食物通过消化道进入体内并分布全身,长期接触风险更大,可能诱发食管癌、胃癌、结直肠癌、肝癌、乳腺癌、卵巢癌、子宫癌、前列腺癌等。

多种烧烤调料、嫩肉粉、馅料等都含有亚硝酸盐,它是确定的有毒物质和致癌因素。食物温度过高和食管癌等多种消化道疾病关系密切,超过 50℃,食管黏膜就会被烫伤,容易形成溃疡,容易发展成肿瘤。而且,烧烤的肉类蛋白质凝固,会导致胃部蠕动减缓,损伤胃黏膜,导致胃肠功能下降,导致多种消化系统疾病,增加癌变风险。

▮▶ 如何才能通过饮食降低患癌风险?

没有哪一种食物可以单独起到抗癌的作用。通过选择健康食物和增加身体活动可降低患癌风险。按照平衡膳食的原则,食物要多品种搭配、粗细搭配、荤素搭配。不偏食、不挑食、不只吃同一种食物、不暴饮暴食、不过饥过饱;食物宜现做现吃,多吃新鲜食品,少吃贮存过久的食品;不要常吃夜宵等。因水果和蔬菜中的可溶性纤维在大肠中能够发酵,产生短链脂肪酸,包括丁烯酸,能促进细胞分化并降低肠癌的发生。因此经常吃绿叶蔬菜、水果有助于防癌。增加富含维生素、蛋白质和纤维素食物的摄入量,多食新鲜的蔬菜水果,坚持清淡少油的烹饪原则,摄取微量元素的需要量。同时,应严格控制患者对高糖和高脂肪类食物的摄入,防止患者因肥胖导致的各类疾病,因为肥胖或超重会增加结肠癌、乳腺癌等多种癌症的患病风险。戒酒可以明显降低多种类型癌症的患病风险。此外,医生应指导患者及其家属学习合理膳食相关知识并敦促其严格执行。

健康食物的选择方面,要注重植物性食物的选择,总量要适量,要了解和控制食物的热量,多选用蔬菜、水果等低热量的食物来代替高热量的食物。避免食用烧烤食品、熏腊食品和油炸食品等。限制含糖饮料的摄入,选择低能量、低脂肪、低糖的食物,并且注意控制进食量。限制加工肉类和红肉的食用量,或选择瘦肉并少量摄入,多食白肉或豆类来满足蛋白质需要量。尽量选择蒸、烘焙、水煮的健康烹调方式,避免油炸或炭火烤。每餐和点心中都要包括蔬菜和水果。每天食用多种蔬菜和水果。限制蘸了奶油、果酱、沙拉酱等调味品的蔬菜和水果的食用量。选择全谷类主食代替精加工的面包和调味面食,选择糙米代替精白米。减少精加工碳水化合物类食物的食用量,如糕点和糖果。建议从天然食物中获取维生素。

▶▶ 肥胖者更容易患癌吗？

根据世界卫生组织（WHO）规定的标准，BMI>30 即为肥胖。中国人 BMI≥24 为超重，BMI≥28 为肥胖。有 27% 的肿瘤发生与肥胖相关。例如，消化系统肿瘤、食管癌、胰腺癌、胃癌、胆囊癌、乳腺癌（尤其是绝经后）、结直肠癌、前列腺癌、卵巢癌、子宫内膜癌、肝胆胰系统肿瘤等，都与肥胖密切相关。女性肥胖伴随雌激素分泌的增加，所以与雌激素相关的肿瘤，如子宫癌、卵巢癌、乳腺癌等妇科肿瘤也随之增多。另外，肥胖容易使免疫功能下降，而免疫功能正常可以起到防御癌症的作用。免疫功能下降，清除能力就下降，容易导致恶性肿瘤的发生，而且致死率比普通癌症患者要高得多。肥胖者一般都有代谢异常问题，代谢异常容易引起癌变的发生。

癌症的发生有 1/3 归因于不恰当的饮食和不良生活方式

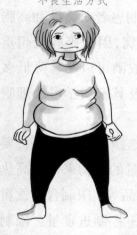

对于体重指数超标的人来说，首先应该控制体重，体重减轻可以降低绝经后妇女发生乳腺癌及其他癌症的风险。体重的适度减轻可增加胰岛素敏感性，调节机体代谢，削弱肥胖与某些癌症之间的联系。其次，肥胖者在饮食上需要适度控制。均衡饮食，每天摄入足够的各种维生素和微量元素，有助于清除体内的自由基，预防癌症。尽管目前对于体重减轻和癌症风险之间关系的认识尚不充分，但也应鼓励超重和肥胖的人积极减轻体重，将体重指数控制在标准范围内。

▶▶ 如何通过锻炼预防肿瘤？

适量且经常做健身运动有助于防癌。大量研究显示，坚持运动（最好是中等强度的运动），比如步行、慢跑、健身操、太极拳、游泳、登山、骑自行车等，都有助于提高人体预防肿瘤的能力。科学研究表明，身体活动可降低某些类型癌症的风险,包括乳腺癌、结直肠癌、子宫内膜癌、前列腺癌等。定期进行身体活动,通过平衡能量摄入和能量消耗,帮助保持健康的体重,还可能通过直接或间接效应帮助预防某些癌症,包括调节性激素、胰岛素、前列腺素,对免疫系统发挥不同的有益效应。

运动能预防癌症的机制在于以下几个方面。

(1)运动能使人体体温升高,可以防止癌细胞的生成并能杀死癌细胞,因为癌细胞对热的承受力远不如正常细胞,尤其在有丝分裂期和DNA合成期容易被杀伤。

(2)运动会加速血液循环,导致体内出现的少量癌细胞无法在某个内脏器官中停留、生长和转移。而且,运动可增加体内的血管内皮稳定素。它是内源性血管生成抑制物,能够同时抑制原发肿瘤和继发肿瘤的生长。

(3)运动会增强体质,增进健康,刺激体内抗癌免疫系统,比如可增加淋巴细胞的数量,促进淋巴液循环等,而淋巴细胞正是人体预防肿瘤的第一道防线。

(4)运动会加速体内某些激素的分泌,加快骨髓生成白细胞的速度,一旦体内出现少量的瘤细胞,很快就会被众多的白细胞围攻歼灭。运动对于外周血白细胞的影响机制主要与应激激素、细胞因子调节和白细胞各亚群比例变化有关。女性晚婚晚育、紧张的工作及精神压力过大,都会导致女性内分泌紊乱,而新陈代谢和内分泌紊乱又会直接导致雌激素水平增高与孕激素不平衡,容易诱发乳腺癌。

(5)运动使人体大量出汗,汗水可以把体内的锶、铅、铍等致癌物质和其他毒素及时排出体外,大大减少患癌症的可能性。

(6)便秘与结肠癌关系较大。经常运动的人很少便秘,因为运动能改善胃肠活动功能,这样就能缩短某些促癌物质滞留在肠道的时间,从而减少致癌机会。

(7)运动可以使人心情愉快,忘却烦恼。患癌症的人,有3/5是由于情绪长期受压抑或突遭精神创伤而发病或加速恶化的。运动时,大脑会产生能使人身心愉快的物质"内啡呔",近而可以消除忧愁和烦恼,抵制不良情绪的侵袭。

(8)运动是一种意志的锻炼,运动能锻炼人的意志,提高应付各种不良刺激的能力,提高战胜癌症的勇气和信心。经常参加运动的人对生命会更热爱,他们能应付各种不良刺激,从而树立战胜病魔的勇气和信心,这也是不少恶性肿瘤患者的生命得以延长甚至康复的原因。

(9)运动时可使吸氧量增加,气体的频繁交换,可以使体内的一些致癌物质排出体外。研究发现,一个人每天获得氧气量比平时多 8 倍以上,可以预防癌症,即使得了癌症也能延长生命的过程。

除了日常生活中的活动外,成人每周至少进行 150 分钟的中等强度的体力活动或者每周至少 75 分钟的剧烈运动,或将两者进行等效组合。这种水平的体力活动已经被证实具有明显的健康益处,包括可降低早死率和减少各种癌症的发病率或死亡率。研究还表明,接近或超过每周 300 分钟中等强度的活动或每周 150 分钟剧烈的活动,有可能对抗癌提供额外的保护。40 岁及以上的男性、50 岁及以上的女性、患有慢性疾病的和已被确认有心血管疾病风险的人群需要咨询医生,确定适合的运动方式。

▶▶ 饮酒会导致患癌风险增加?

世界卫生组织认为,乙醇是一种明确的致癌物质,它可以导致多种肿瘤的发生,全球大约有 3.6%的癌症与饮酒有关,尤其是男性。在男性癌症患者中,5.2%的癌症是由饮酒引起的。饮酒是口腔癌、咽癌、喉癌、食管癌、肝癌、结直肠癌、胰腺癌和乳腺癌的病因之一。含乙醇的饮料导致各种癌症发生的程度取决于饮用的量,而与饮料的类型无关。

(1)饮酒与肝癌的发生关系密切。肝细胞癌(简称肝癌)是全球最常见的恶性肿瘤之一,80%的肝癌病例有肝硬化的病史,饮酒是发生肝癌的另一个重要危险因素。

(2)80%以上的口腔癌与外源性因素(如吸烟与饮酒习惯)有关。已经确认,过量饮酒是口腔癌的重要危险因素。乙醇在口腔癌的发生中起到辅助因子的作用,诸多研究提示,乙醇可能是口腔癌前病变向口腔癌转化的重要影响因素。

(3)酒精可增加患乳腺癌的风险性。饮酒量越大患癌风险性越高,而少量的饮酒也会增加患癌风险。每天都饮酒的女性与不饮酒的女性相比,患乳腺癌的风险要高 10% ~ 12%。

饮酒引起肿瘤的主要机制包括:①乙醇及其代谢产物通过影响氧化应激、转化生长因子、人体免疫系统及细胞凋亡途径从而影响细胞的正常修复;②乙醇通过抑制细胞内的 DNA 甲基转移酶,进一步降低细胞内的 DNA 甲基化水平;③乙醇促进血管内皮生长因子的形成,血管内皮生长因子能促进细胞的分裂和增殖。

过量饮酒对身体有伤害,但少量饮酒尤其是饮用红葡萄酒对身体有益,因为酒中含有"原花青素 B 型二聚体",它广泛存在于葡萄籽、松树皮、花生、高粱、苹果、可可豆及其他豆类、玫瑰果、樱桃、木莓、黑莓、红莓、草莓等之中,尤以葡萄籽中最为丰富。原花青素 B 型二聚体具有较强的抗氧化、抗炎和调节女性体内雌激素的生物活性,有一定的预防乳腺癌的作用。《中国居民膳食指南》建议成年男性一天摄入的乙醇量不超过 25 克,女性不超过 15 克。

▶ 生酮饮食有利于肿瘤的治疗吗?

1921 年,研究者通过试验认为,生酮饮食疗法是在低碳水化合物摄入的情况下,机体消耗脂肪、产生酮体而发挥作用的,取名为"生酮饮食"。

亦有研究者推论,肿瘤细胞较正常细胞更依赖于葡萄糖的供应,人为切断葡萄糖供应后是否可以达到抗肿瘤的作用引起了广泛关注。

从 1921 年开始,生酮饮食的概念提出已有百年的历史。在这百年来的使用过程中,并没有出现明显的不良反应或者不可控制、危及患者生命的毒副作用。基于 Warburg 效应的理论基础和对生酮饮食安全性的认识,生酮饮食疗法从20世纪60年代以来成为肿瘤研究的热点之一,动物实验发现生酮饮食可以直接抑制肿瘤生长,同时明显提高放化疗疗效。最新荟萃分析发现,生酮饮食明显降低了风险比值、延长了荷瘤动物生存时间。其作用机制涉及多个方面。目前临床研究多数局限于个别病例报告。国外最近报告了6例患者接受生酮饮食+放疗的结果,5例病灶缩小,1例进展,全部患者肌肉保持稳定。作为一种饮食治疗方式,肿瘤生酮疗法在脑部肿瘤,尤其是脑胶质瘤的作用已经有较多数据支持,《中国肿瘤营养治疗指南》推荐,脑部恶性肿瘤患者在接受标准治疗的同时,可考虑尝试代谢调节治疗,给予能量限制性生酮饮食。我国有近万名各类肿瘤患者正在自发实施生酮治疗,疗效也有待进一步研究。目前国际上已经有20多个注册研究正在进行。

需要再次强调的是,生酮饮食治疗肿瘤还在探索之中,并不适合于所有的肿瘤患者,如何寻找更好的生物标志物以及寻找合适的适应证是目前生酮饮食研究领域关注的焦点。

▶▶ 高血糖生成指数食物与高血糖负荷饮食会增加肿瘤发生的风险吗?

血糖生成指数(GI)是表示某种食物升高血糖效应与标准食品(通常为葡萄糖)升高血糖效应之比,指的是人体食用一定食物后会引起多大的血糖反应。它通常反映了一种食物能够引起人体血糖升高多少的能力。高GI的食物,进入胃肠后消化快、吸收率高,葡萄糖释放快,葡萄糖进入血液后峰值高,也就是血糖升得高;低GI食物,在胃肠中停留时间长,吸收率低,葡萄糖释放缓慢,葡萄糖进入血液后的峰值低、下降速度也慢,简单说就是血糖比较低。餐后血糖水平除了与碳水化合物的血糖指数(GI)高低有关外,还与食物中所含碳水化合物的总量有密切关系,故将摄入碳水化合物的"质"和"量"结合起来,提出一个新的概念,即血糖负荷(GL):GI×碳水化合物含量(克)/100。GL>20的为高GL食物;GL为10~20的为中GL食物;GL<10的为低GL食物。长期食用高

GL 食物不仅是罹患 2 型糖尿病、心血管疾病的独立危险因素,还与某些癌症具有相关性。

大量研究显示,在肥胖相关肿瘤的发生过程中往往会出现糖代谢异常,主要与膳食中糖类摄入过多有关。国外研究显示,高血糖负荷的饮食可以使胰腺癌的发病风险升高,尤其是存在胰岛素抵抗的女性,其发病率明显升高。高糖饮食与胆管癌、肝癌的发生呈正相关,同时可能是肺癌发病危险因素之一。此外,结肠癌的发生也与高血糖指数饮食有关。

与正常细胞不同,肿瘤细胞依靠葡萄糖供能,即使在氧气充足的条件下也主要依靠糖酵解途径供能,即有氧糖酵解。通过增加低 GI 食物比例,减少葡萄糖的供给,降低血糖,维持血糖稳定是抑制葡萄糖有氧糖酵解、促进有氧氧化的重要手段。

▮▶ 多补充维生素可以防治肿瘤吗?

近年来多种维生素被发现具有抗癌作用。

维生素 C 可以通过产生过氧化氢,干扰肿瘤细胞周期等作用杀伤肿瘤细胞,发挥抗癌作用。饮食中高维生素 C 的摄入可以降低膀胱癌、胰腺癌等癌症的发病率,但其作用机制尚未明确。维生素 C 可以在脂质体和细胞膜内阻断自由基的链接,同时可以利用氢的转移,清除有害活性自由基,起到氧化作用,保护 DNA 免受氧化损伤,延缓或改变细胞周期,维持基因的稳定性,并影响细胞内信号传导途径,从而预防癌症的发生与发展。

维生素 E 可抑制多种癌症促进途径,包括环加氧酶和 5-脂氧合酶催化的类花生酸以及转录因子。这些维生素 E 形式通过调节各种信号传导途径(包括鞘脂代谢),在癌细胞中起到杀灭或抗增殖作用。

研究发现,饮食中维生素 A 和胡萝卜素的摄入量与肺癌风险具有相关性,饮食中维生素 A 的摄入可以降低肺癌的发生风险。增强维生素 A、胡萝卜素的摄入量可以降低原发性肝癌的风险。

研究发现,叶酸可预防消化道恶性肿瘤的发生,叶酸水平与结直肠腺瘤、结直肠癌的发生率呈负相关。叶酸可能通过增强癌前病变患者的胃上皮细胞凋亡速度,在预防胃癌的发生中起到重要作用。此外有研究表明,叶酸摄入量增加可能是预防肺癌风险的保护因素。

研究表明,血清 25(OH)D(维生素 D 在人体内主要的存在形式)的水平与乳腺癌的发生风险呈负相关,在绝经期女性中更加显著。低维生素 D 与卵巢癌的发病风险相关,尤其是在超重妇女中。卵巢癌患者的维生素 D 水平较卵巢良性肿瘤患者和健康女性低。维生素 D 能明显抑制卵巢癌细胞增殖、侵袭与迁移,促进卵巢癌细胞凋亡,并能预测卵巢癌患者的 5 年生存率。此外,维生素 D 与结直肠癌、胰腺癌、肝癌这些消化道肿瘤的发生、发展也有密切的相关性,但目前的证据并不支持维生素 D 对食管癌的化学预防作用。

癌症晚期患者单纯服用大量维生素是不能使肿瘤消退的。对某些肿瘤患者,可以辅助肿瘤减小,但要辅助以其他的临床化学治疗,同时考虑各种维生素的全面平衡问题。

▮▶ 饮食中膳食纤维可以降低肿瘤的发生风险吗?

膳食纤维是一种无法被肠道直接吸收利用的多糖,并不产生能量。一般可分为两种:一种是可溶性膳食纤维,代表物质为菊粉、果胶、低聚果糖及魔芋;另一种是不可溶性膳食纤维,代表物质有纤维素、木质素及甲基纤维素等。可溶性膳食纤维可在结肠中被细菌降解为短链脂肪酸(SCFA),SCFA 的增多可增加肠道益生菌乳酸杆菌的产量,抑制大肠杆菌的产生,亦可促进钠、钾、钙、磷等电解质的吸收。

膳食纤维被广泛地添加在各类肠内营养制剂中,主要用于治疗便秘、高脂血症及炎症性肠病。目前大多数肠内营养制剂中亦含有菊粉、果胶、纤维素及低聚果糖,这些膳食纤维对改善肠道炎症、调节肠道菌群、促进黏膜修复、提高肠道免疫力有着显著的作用。

以往研究认为,膳食纤维对结肠癌、乳腺癌以及子宫内膜癌等癌症有预防作用。癌症的流行病学研究表明,膳食纤维的摄入量与结肠癌危险因素呈负相关,增加膳食中纤维含量,使致癌物质浓度相对降低,并且膳食纤维有刺激肠蠕动、促进排便的作用,使致癌物质与肠壁接触时间大大缩短,从而降低结肠癌的患病风险。膳食纤维的摄入量与乳腺癌的患病风险呈负相关,可能的机制是由于膳食纤维可以抑制雌激素在肠道的吸收,同时增加雌激素在粪便中的排泄而降低循环雌激素的浓度。研究还发现,膳食纤维可以减少子宫内膜癌的发病风险。可能因为膳食纤维摄入导致内源性雌激素减少,其主要通过肠道的机械作用,减少中转时间,因此可能导致胆汁酸重吸收的减少,代谢产物中的胆固醇,本身就是内源性合成雌激素的前体物质,这样就有效影响了雌激素的吸收、代谢和生物利用度,从而达到预防癌症的目的。

但根据 2018 年发表于 *Cell* 杂志上的一篇文章,动物实验研究结果表明,对人体有益的可溶性膳食纤维,如果不合理或超剂量地食用,同时伴随着高脂饮食,可能导致肠道菌群发生改变,从而诱发肝癌。但仍需要继续研究可溶性膳食纤维引发肝癌的具体机制,并且需要更多大型多中心的随机对照研究来证实。

综合上述观点,膳食纤维对肿瘤的影响可能有利有弊,应根据实际情况合理地使用。当摄入的膳食纤维量控制在正常范围之内时,膳食纤维对人体的正面效应与摄入量正相关,一旦摄入过多,以丁酸为主的代谢产物可能对机体产生负面影响,例如诱发肝癌。而对肠道微生物失调或胃肠道功能不良的人群,是否应添加膳食纤维、应添加多少膳食纤维,仍值得商榷。

▶▶ 肿瘤患者的三大营养素代谢特点是什么?

(1)葡萄糖。与正常细胞不同,肿瘤细胞依靠葡萄糖供能,并且即使在氧气充足的条件下也主要依靠糖酵解途径供能,是为有氧糖酵解,即 Warburg 效应。肿瘤细胞的这种代谢特点是营养代谢调节治疗的基石。经典的肿瘤糖代谢调节治疗原则是减少葡萄糖供给,降低血糖浓度,维持血糖稳定。主要手段是抑制葡萄糖有氧糖酵解，促进有氧氧化。最新研究发现，甘露糖可以明显抑制肿瘤细胞生长。其机制是甘露糖增加AMPK 磷酸化水平，增加己糖-6-磷酸，从而抑制了参与葡萄糖代谢的 3 种酶：己糖激酶、磷酸葡萄糖异构酶及葡萄糖-6-磷酸脱氢酶，进而影响了三羧酸循环、磷酸戊糖途径及聚糖合成，从而抑制肿瘤生长。

（2）蛋白质。蛋白质代谢调节治疗的基本要求是提高蛋白质供给、提供优质蛋白、水解蛋白及 β-羟基-β-甲基丁酸盐。国内外指南推荐肿瘤患者每日的蛋白质摄入量为每千克体重 1.2 ~ 2.0 克。除此之外，肿瘤患者外源性补充谷氨酰胺一直是一个有争议的问题。一方面，大剂量补充谷氨酰胺可以抑制肿瘤细胞增殖、诱导凋亡，增强细胞免疫功能，降低放化疗不良反应；另一方面，谷氨酰胺在肿瘤细胞的能量形成、氧化还原稳定、大分子合成及信号传导等方面发挥着多方面的作用，可以阻断谷氨酰胺代谢的多个靶点，可以抑制肿瘤细胞的生长。谷氨酰胺的代谢具有高度的异质性，MYC 基因驱动的肿瘤高度依赖谷氨酰胺，所以，对于 MYC 基因驱动类肿瘤患者来说，补充谷氨酰胺可能不利。

（3）脂肪酸。肿瘤为了维持自身快速增殖，需要合成大量生物膜及信号分子，脂肪酸合成因此增加。作为合成材料的脂肪酸有外源性及内源性两个来源，前者指食物，后者指从头合成。多数正常人类细胞倾向于依靠外源性食物，肿瘤细胞则主要依靠内源性从头合成。但是也有部分肿瘤细胞仍然主要从外源途径摄取脂肪酸。因此，干扰肿瘤细胞的脂类代谢又成为肿瘤代谢调节治疗的另一个领域，具体包括 3 个方向：干扰脂肪酸的代谢（如阻断脂肪酸合成），肪酸储存及抑制储存脂肪酸的释放，补充鱼油及生酮治疗，其中后两者比较成熟。

▶▶ 食品中添加的防腐剂会致癌吗？

谈到防腐剂，人们往往认为有害，其实防腐剂在安全使用范围内对人体是无毒副作用的。大多数食品都含有防腐剂，食品防腐剂能抑制微生物活动，防止食品腐败变质，从而延长食品的保质期。当然，如果使用不当,也会有一定的副作用。有些防腐剂含有微量毒素,长期过量摄入会对人体健康造成一定的损害。

防腐剂是能抑制微生物活动、防止食品腐败变质的一类食品添加剂。中国只批准了32种允许使用的食品防腐剂,且都为低毒性、安全性较高的品种。它们在被批准使用前都经过了大量的科学实验,有动物饲养和毒性毒理试验和鉴定,已证实对人体不会产生任何急性、亚急性或慢性危害。只要食品生产厂商所使用的食品防腐剂品种、数量和范围严格控制在国家标准《食品添加剂使用标准》规定的范围之内,是不会对人体健康造成损害的。

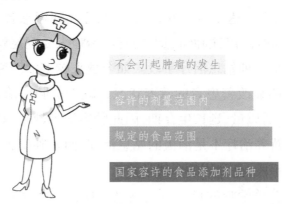

不会引起肿瘤的发生

容许的剂量范围内

规定的食品范围

国家容许的食品添加剂品种

在我国已经批准的32种食品防腐剂中,最常用的有苯甲酸钠、山梨酸钾等。苯甲酸钠的毒性比山梨酸钾强,而且在相同的酸度值下,抑菌效力仅为山梨酸钾的1/3。但因苯甲酸钠价格低廉,在我国仍普遍使用,主要用于碳酸饮料和果汁饮料。山梨酸钾抗菌力强、毒性小,可参与人体的正常代谢,转化为二氧化碳和水。

不添加防腐剂的食物极易变质,会导致细菌在人体内的繁殖,从而引发食物中毒、各类胃肠道疾病,甚至引发死亡。所以,防腐剂是很多食品加工中必不可少的元素,在安全范围使用它会帮助人们抑制食物中的细菌生长。

但是,即使是作为国际上公认的安全防腐剂山梨酸和山梨酸钾,过量摄入也会影响人体新陈代谢的平衡。故建议儿童、孕妇等处于身体发育期和特别时期的人群,在食品的摄取方面应该重点予以保护,建议不要给他们过多食用那些使用防腐剂的食品,以保障他们的身体健康。此外,一些食品中必用的防腐剂也在向着安全、营养、无公害的方向发展,诸如葡萄糖氧化酶、鱼精蛋白、溶菌酶、乳酸菌、壳聚糖、果胶分解物等新型防腐剂已经出现,并被国家批准使用。因而,建议大家首选天然食品,减少含防腐剂食品的摄入,以确保更为健康的饮食方式。

▶▶ 恶性肿瘤的营养治疗只是一种消极的姑息治疗吗?

营养不良是恶性肿瘤常见并发症之一。研究发现,早期恶性肿瘤患者,营养不良发生率达 15%~20%,中晚期恶性肿瘤患者营养不良发生率高达 80%~90%。以往肿瘤患者的营养治疗未受到足够的重视,营养治疗仅被认为是一种姑息治疗手段。如今越来越多的研究证明,合理的营养治疗可以明显改善患者的营养状况,减少抗肿瘤治疗相关不良反应,提高患者生活质量,延长生存期,因此肿瘤学者越来越重视肿瘤患者的营养治疗。营养治疗不是消极的姑息治疗,而是肿瘤患者综合治疗中最基本的治疗手段,是肿瘤的一线治疗。

肿瘤患者营养治疗的目的不是姑息减症,对不同的患者,其治疗目的不同。

对于接受外科手术治疗的肿瘤患者,营养不良会影响机体器官功能和免疫功能,延缓细胞组织修复和器官功能恢复,导致患者术后伤口愈合时间和住院天数延长,术后并发症发生率和死亡率均增加,生存期缩短。对于手术患者,营养治疗的主要目的是预防和治疗营养不良,增强机体免疫力,提高患者对手术的耐受性,降低手术并发症发生率和手术死亡率,促进患者术后康复。

放化疗是恶性肿瘤除手术治疗之外最重要的治疗手段,其对肿瘤患者的营养状况具有双向效应。一方面,放化疗可能使肿瘤消退进而改善患者营养状况;另一方面,放化疗所致的急性和晚期并发症会影响营养物质的摄入、消化、吸收和代谢,引起或加重营养不良。营养不良会降低放疗的敏感性和精确性,改变化疗药物的吸收、分布、代谢和排泄,增加放化疗不良反应和肿瘤局部复发风险,降低患者生存。营养治疗可以稳定和恢复患者体重,改善营养状况,减少放化疗不良反应,提高治疗效果,缩短住院天数,减少住院费用。对于放疗患者,营养治疗的主要目的是预防和治疗营养不良,提高放疗的敏感性和精确性,降低某些放疗并发症的发生率、严重程度和持续时间,提高患者对放疗的耐受性,减少非计划性放疗中断,保障足量完成放疗和放疗后的身体康复。对于化疗患者,营养治疗的主要目的是预防和治疗营养不良,控制化疗相关不良反应,提高化疗的耐受性和依从性,保障足够的化疗周期和足量的化疗药物剂量,促进化疗后的身体康复。

对于不能进行任何抗肿瘤治疗的非终末期患者,营养治疗的主要目的是改善患者营养状况,控制相关症状,提高生活质量。

对于终末期肿瘤患者(预计生存期不足 3 个月),是否给予营养治疗不仅仅是一个医学问题,还更多地涉及伦理、患者及其家属意愿层面。

故肿瘤营养治疗不是消极的姑息治疗,而是肿瘤的一线治疗和一切综合治疗手段的基石。患者及家属应以积极的态度配合营养治疗。

▶▶ 肿瘤患者该怎样全面改善营养状况?

(1)维持健康体重。超重及肥胖者肿瘤发生率显著高于正常体重者,肿瘤诊断及治疗时,超重及肥胖者预后也较差。消瘦同样是一个负性因素,体重进行性下降和非主观努力的体重下降是肿瘤复发转移、进展的重要提示,体重下降者肿瘤预后较差。

(2)适度节制饮食。流行病学调查发现,限制热量摄入可以使人们更长寿,对健康人可以预防肿瘤,对肿瘤患者可以延长生存期。限制热量的摄入,可以预防肥胖、高血压、高血脂、脂肪肝、糖尿病等代谢相关性疾病,而这些代谢性疾病与肿瘤的发生、发展有千丝万缕的联系。

(3)增加蛋白质。肿瘤患者的蛋白质需要量高于正常人,高蛋白饮食有助于预防肿瘤,减少肌肉丢失,提高生活质量,延长生存时间。食物中的蛋白质来源有动物性及植物性食品。各种动物肉类是优质的蛋白质来源,植物中以豆类的蛋白质最为丰富,提倡荤素搭配,避免单纯的动物蛋白质或单纯的植物蛋白质。必要时可以口服或静脉补充蛋白质制剂。

(4)合理选择脂肪。研究表明,脂肪占饮食能量 <20%时,可以将乳腺癌的复发风险降低 24%,对雌激素受体阴性乳腺癌效果更加显著。大量饱和脂肪酸的摄入可以缩短前列腺癌的无病生存期,单不饱和脂肪酸可以延长生存时间。目前推荐为,脂肪占饮食中能量应 <20% ~ 35%,饱和脂肪酸 <10%,反式脂肪酸为 0。

(5)增加果蔬摄入。水果、蔬菜含有丰富的维生素、矿物质和抗氧化剂,对正常人群具有良好的肿瘤预防作用,对肿瘤患者则可减少并存病(如心血管疾病),进而延长生存时间。美国癌症学院推荐每日 5 份果蔬,每一份蔬菜相当于 100 克蔬菜,每一份水果相当于一个自然计量单位水果如一个苹果、一根香蕉、一个橘子、一个梨子、一个芒果。半杯100%的果汁相当于一份水果,半杯 100%的蔬菜汁相当于一份蔬菜。十字花科蔬菜,姜,绿茶,草莓等均具有良好的抗肿瘤生化特性。十字花科蔬菜包括白菜类,如小白菜、菜心、大白菜、紫菜薹、红菜薹等;甘蓝类,如椰菜、椰菜花、芥蓝、青花菜、球茎甘蓝等;芥菜类,如叶芥菜、茎芥菜(菜头)、根芥菜(大头菜)、榨菜等;萝卜类;水生蔬菜类。深绿色及黄色果蔬植物化学物含量最为丰富。

(6)增加谷物摄入。全谷物包括大麦、小麦、黑麦、燕麦、大米、黄米、玉米、高粱等。它们含丰富纤维、微量营养素及植物化学物如多酚、萜烯(木素)、木质素等,植物化学物在实验室研究中显示出良好的抗肿瘤生成作用,它们或单独阻止肿瘤的发生,更可能是联合作用。由于全谷物的微量营养素在加工过程中会遭到严重破坏,如粗粮中维生素 E 在精加工过程中会减少92%,所以谷物不宜精加工,提倡食不厌粗,粮不厌杂。

(7)注意食品安全。防止食品细菌污染是肿瘤患者的第一食品安全要求。在放疗、化疗引起的医源性免疫抑制期间尤为重要。患者本人及食品加工人员包括家庭成员均必须遵守食品安全准则，以降低食品源性疾病风险。这些食品安全准则包括:吃饭前及食品准备前认真洗手,认真清洗各种物品,将生食与熟食分开,保证家庭饮用水的清洁,推荐使用过滤器。

(8)专业营养治疗。肿瘤患者由于任何原因导致摄食量下降,不能维持正常营养需求及健康体重时,必须接受专业的营养支持,包括口服营养补充及肠外营养支持。口服营养补充是以高能量密度食品或肠内营养制剂部分替代日常食品,或作为日常饮食不足的补充,以补充日常饮食摄入与目标需要量的差距。推荐少量多餐,减少液体。高能量密度食品包括花生、黄油、干果、奶酪、酸奶、鸡蛋、麦片、豆类及鳄梨等。日常摄入及口服营养补充仍然不能满足机体需要时，建议接受肠外营养支持治疗,以肠外营养补充日常饮食及肠内营养的不足部分。部分肠外营养对放疗、化疗期间毒副反应严重及不能正常进食的晚期肿瘤患者意义重大。

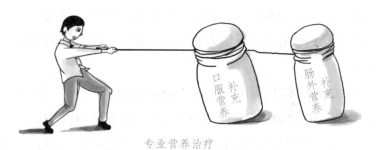

专业营养治疗

▶ 人参能够抗癌吗?

在中国,人参历来被视为百草之王。在西方,人参的意思是"包治百病"。人参自古以来都备受追捧,那么人参有没有抗癌效果呢?

人参是我国传统的名贵中药药材,属于五加科植物的根茎。其主要活性成分为人参皂苷,含量约为 0.4%,此外还有少量挥发油、蛋白质等。大量研究证明,人参皂苷具有显著的抗肿瘤活性,其中人参皂苷 Rh2 单体的抗肿瘤活性最强,Rg3 次之。Rh2 和 Rg3 有着很强的预防和抵抗癌症的作用,临床应用上配合手术和放化疗治疗效果明显。以往研究已经证实,Rh2 肿瘤细胞的生长有抑制作用,可以诱导癌细胞凋亡,逆转癌细胞的异常分化及抗肿瘤细胞转移等。Rg3 则可通过抗肿瘤细胞的侵袭、转移、抑制新生血管形成和提高机体免疫力等起到预防和抵抗癌症的功效。

但人参中人参皂苷含量十分有限,需要利用各种方式提取浓缩才能更好地发挥其药效。

▥▶ 亚麻籽油比其他常用食用油更健康吗?

亚麻籽油由亚麻籽制取而成,亚麻籽是亚麻的籽实,属亚麻科。作为一种重要的油料作物,亚麻籽不仅含有高质量的蛋白质、丰富的矿物质和维生素,还含有多种具有抗肿瘤作用的生物活性物质。其中最重要的两种是木醇素和 α–亚麻酸。

木醇素是一种植物雌激素,它可在哺乳动物的肠道内转化为肠二醇和肠内酯,竞争结合雌激素受体 ER,从而抑制雌激素依赖的肿瘤的生长。流行病学研究也表明,摄入食物中木醇素的含量和乳腺癌的风险具有相关性。

α–亚麻酸是人体必需脂肪酸 ω–3 脂肪酸的一种,对人体的健康具有重要的作用,α–亚麻酸在紫苏籽油中占 64%,在亚麻籽油中占 55%,在沙棘籽油中占 32%,在大麻籽油中占 20%,在菜籽油中占 10%,在豆油中占 8%。多项前列腺癌动物模型的研究结果表明,补充 ω–3 脂肪酸可使动物肿瘤生长率降低,肿瘤体积减小,血清前列腺特异性抗原(PSA)减少,并使肿瘤组织中环氧合酶–2(COX–2)和前列腺素 E2 下降。

有关亚麻籽油的研究表明,食物中加入 15% 的亚麻籽油使经致癌物处理的小鼠肠道肿瘤多样性降低,肿瘤的平均大小减小,每只小鼠的小肠和结肠内肿瘤数目减少。国外研究表明,含 3.65% 亚麻籽油的食物可以抑制肿瘤切除后乳腺癌细胞的转移。

所以,亚麻籽油与豆油、葵花籽油相比,具有部分抗癌作用,可以在日常饮食中适当添加亚麻籽油。

▌▶ 番茄具有抑制癌细胞生长的作用吗？

番茄果实鲜艳，风味独特，是备受人们喜爱的一种食物。番茄含有丰富的营养，又有多种功用被称为"神奇的菜中之果"。

番茄含有丰富的胡萝卜素、维生素 C 和 B 族维生素。据营养学家研究测定，每人每天食用 50～100 克新鲜番茄，即可满足人体对多种维生素和矿物质的需要。除此之外，番茄含的苹果酸、柠檬酸和糖类，具有帮助消化的功能。番茄内的苹果酸和柠檬酸等有机酸，还有增加胃液酸度、帮助消化、调整胃肠功能的作用。番茄中含有果酸，能降低胆固醇的含量，对高脂血症患者很有益处。

那么番茄具有抗癌作用吗？事实上，番茄中还含有"番茄红素"，最近的研究发现，这种物质不仅具有抗氧化、保护心血管、增强免疫的功能，还具有抗肿瘤活性。研究表明，番茄红素对前列腺癌、口腔癌、结肠癌、膀胱癌、肺癌等均有一定的抑制作用。番茄红素抑制前列腺癌细胞生长的机制可能与其降低肿瘤组织中的增殖细胞核抗原，同时增加血浆中胰岛素样生长因子结合蛋白 IGFBP-3 的表达水平有关。研究还发现，番茄红素能够强烈抑制瘦素介导的细胞侵袭和人类结肠癌 HT-29 细胞中基质蛋白酶 MMP-7 的表达，其作用可能部分是通过调节转录因子 AP-1 和 β - 连环蛋白来抑制 MMP-7 的表达。对番茄红素抗癌活性的研究发现，番茄红素对子宫癌细胞、肺癌细胞和乳腺癌细胞具有极强的抑制作用。由此可见，番茄可称为一种防癌佳品。

▌▶ 红肉和加工肉制品会增加肿瘤的发生风险吗？

红肉是指原料肉为红色，并且在加热之后颜色不会变白的一类肉，包括牛肉、猪肉、羔羊肉和马肉等。加工肉制品是指经过腌制、风干、发酵、熏制或其他为增加香味或改善保存而处理过的肉类。以往研究表明，进食红肉与心血管疾病、肿瘤病死率的风险升高有一定关系，进食加工过的红肉,患者死亡风险率更高。

红肉和加工肉制品是否会增加肿瘤的发生风险呢?

世界癌症研究会、美国癌症研究所于 2007 年联合发布报告指出,大量食用红肉或加工肉制品可显著增加结直肠癌的发病风险。流行病学证据表明,过量摄入红肉及加工肉制品可增加结直肠腺瘤发生和复发风险,但确切的发病机制尚需进一步研究。

与肉类有关的潜在致癌物质,可能是红肉及加工肉类增加结直肠息肉(一种癌前病变)风险的原因。有研究表明,潜在的有害物质可能主要包括以下 4 种:①杂环胺类化合物(HCA)和多环芳烃类化合物(PAH),主要由肉类中的蛋白质和氨基酸热解产生,常存在于煎炸烘烤类肉制品中,HCA 可能会使 DNA 和 RNA 发生烷基化产生错误复制。PAH 可能会被人体的新陈代谢激活,之后与 DNA 共价结合,具有致癌和致突变的作用,长期食用对人体健康会产生潜在的危害,在啮齿动物实验中已证明其可诱导产生肠道肿瘤。②N-羟乙酰神经氨酸是红肉中的一种特殊成分,它随着红肉的摄入进入人体,主要通过使机体内产生特异抗体,促进慢性炎性反应发生,从而刺激肿瘤生长。③N-亚硝基化合物(NOC),是一类已知的最强化学致癌物,硝酸盐和亚硝酸盐添加入加工肉类后,可形成 NOC,NOC 也可由硝酸盐和亚硝酸盐在肠道内转化而形成,其可诱导肿瘤在许多动物的结直肠中生长。④血红素铁,在红肉中含量丰富,是白肉的 5 倍,血红素铁可通过过氧化脂质(或)细胞毒性的排泄物导致黏膜细胞过度增殖。

但肉类是蛋白质和脂肪的重要来源,提供主要脂肪酸,富含多种微量元素及维生素,对于人体发育、智力发育和身体健康等方面具有重要作用。所以也不能因噎废食,完全不吃肉类。可通过提高白肉在摄入肉类中的占比,减少加工肉制品的摄入等方式来寻求更合理的膳食。

▮▶ 什么是免疫营养素? 可用于肿瘤的防治吗?

应用于临床的免疫营养素主要包括氨基酸、脂肪酸、核苷酸、维生素、微量元素、益生菌和益生元等。氨基酸中研究较多的有谷氨酰胺、精氨酸和支链氨基酸,脂肪酸中主要是 ω-3 不饱和脂肪酸,维生素类主要包括维生素 C、维生素 D 和维生素 E 等,微量元素主要包括锌、硒等。

1992 年,科学家观察了上消化道肿瘤患者术后应用含精氨酸、ω-3 不饱和脂肪酸及核苷酸的免疫营养配方对临床结局的影响,发现与应用标准肠内营养的患者相比,应用免疫营养治疗的患者术后感染及非感染并发症的发生率降低,淋巴细胞有丝分裂加快。之后关于肿瘤免疫营养治疗的研究不断涌现,但免疫营养素的作用机制尚未完全清楚。其作用由传统的单纯提供能量和营养底物、维持机体氮平衡和组织器官结构与功能,拓展到调控应激状态下的机体代谢过程、炎性介质的产生和释放,以及激活免疫细胞、增强免疫应答、维持肠道屏障功能和抗氧化及直接抗肿瘤作用。另外,某些营养素如谷氨酰胺、支链氨基酸在体外实验、体内实验中表现出促进或抑制肿瘤生长的不同作用,其具体作用及机制还有待于进一步研究。单一的免疫营养素作用不确切,也很少在临床试验中应用,但复合免疫营养配方的研究较多,表现出了缩短住院时间、减少感染并发症的趋势。

许多指南就胃肠道肿瘤患者营养治疗的持续时间及应用人群提出建议,其中一致的 A 级推荐包括:无论营养状况如何,接受胃肠道肿瘤手术的患者,术前应用肠内免疫营养 5~7 天;术前营养不良的患者,术后若无并发症应继续应用免疫营养 5~7 天,或持续应用至经口进食恢复并能提供 60% 的机体能量所需时。

▶ 枸杞具有抗癌作用吗?

枸杞的果实,中药称枸杞子。枸杞子是"药食两用"品种,枸杞子可以加工成各种食品、饮料、保健品等。在煲汤或者煮粥的时候也经常加入枸杞子。枸杞子含甜菜碱,阿托品,天仙子胺等。

枸杞多糖是一种水溶性多糖,是枸杞中最主要的活性成分,且已成为国内外研究热点。现已有很多研究表明,枸杞多糖具有促进免疫、抗衰老、清除自由基、抗疲劳、抗辐射、保肝、保护和改善生殖功能等作用。近些年关于枸杞多糖抗肿瘤作用的研究也很多。最新动物实验研究结果证明,在枸杞多糖的干预下,肝癌大鼠的癌组织肿瘤细胞增殖、凋亡及周期分布受到明显调控,PTEN、p-Akt、mTOR、Bcl-2、caspase3、Bax表达亦受到明显的调控,说明枸杞多糖能够阻滞肝癌组织细胞周期分布,抑制肝癌组织细胞增殖,促进细胞凋亡,为肝癌的临床治疗提供一定的理论依据。关于其作用机制的研究提示,枸杞多糖可抑制肝癌细胞的迁移和侵袭,其机制可能与直接抑制 VEGF 有关。

枸杞色素是存在于枸杞浆果中的各类呈色物质,是枸杞的重要生理活性成分,主要包括胡萝卜素、叶黄素和其他有色物质。枸杞所含有的类胡萝卜素则具有非常重要的药用价值。很多研究已经证明,枸杞色素具有提高人体免疫功能、预防和抑制肿瘤及预防动脉粥样硬化等作用。胡萝卜素是枸杞色素的主要活性成分,具有抗氧化作用和作为维生素A的合成前体等重要的生理功能。

▮▶ 吸烟会增加肿瘤的发生风险吗?

烟草中含有 4000 多种有害物质,其中 40 多种化学物质具有致癌性,这些有害物质包括尼古丁、焦油、亚硝胺、多环芳烃、氰化氢、醛类、一氧化碳和重金属(包括镉、铝、铅、汞等)。烟草中含有如此多的有害物质,其中 1 克重的尼古丁能毒死 300 只兔或 500 只老鼠。如果给人注射 50毫克尼古丁,就会致死。

这些物质会增加肿瘤发生的风险吗?

2017 年 10 月 27 日,世界卫生组织国际癌症研究机构公布了致癌物清单,尼古丁列在一类致癌物清单中。根据《天津市男性恶性肿瘤患者的发病特征与吸烟情况分析》研究结果,2010—2013 年,天津男性前 5位的恶性肿瘤分别是肺癌、肝癌、结直肠癌、胃癌和膀胱癌,患者中吸烟者的构成比明显高于非吸烟者,吸烟者的发病率均显著高于非吸烟者,其中肺癌吸烟者的发病风险是非吸烟者的 3.26 倍。前 5 位恶性肿瘤的发病病例中,吸烟者的发病年龄早于非吸烟者 1.35 年。城市吸烟男性的恶性肿瘤发病率高于农村吸烟男性,而发病年龄则是农村早于城市,两者差异均有统计学意义,所以吸烟与多脏器、多系统的恶性肿瘤高发有关,控制吸烟应成为疾病预防控制的重要任务。

吸烟对呼吸道危害最大,很容易引起喉头炎、气管炎、肺气肿等疾病。此外,吸烟的时候烟从口入,经过喉咙、气管、支气管进入血液里,遍布全身。吸烟还会让男性丢失 Y 染色体,从而对生殖产生影响。

可见吸烟是非常不好的生活习惯,无论是主动吸烟还是被动吸烟,都会严重影响人们的身心健康,我们应该远离烟草,呵护健康。

▶▶ 肿瘤患者家庭如何与医院、社区配合进行患者的营养管理?

医院(H)–社区(C)–家庭(H)营养管理模式是中国抗癌协会肿瘤营养与支持治疗专业委员会首次提出的一种分级管理、三级联动、无缝衔接、双向流通的营养管理模式,三者在营养管理中发挥的作用依次为社区(卫生服务机构)、医院、家庭。"HCH"营养管理模式已在北京、杭州、成都等多个城市进行了实践。

医院–社区–家庭营养管理赋予不同单位以不同的职能, 医院在患者的营养管理中发挥核心作用,重度营养不良、器官功能障碍患者在医院接受营养治疗。社区是营养管理的主要场所和最重要的实施单位,在营养管理中发挥作用最大,内容包含营养筛查与营养评估、中度营养不良患者的治疗。另外,家庭是实现个体自我营养管理的场所,轻度营养不良患者在家庭实施营养治疗。

家庭是营养管理的基础单元,是实现个体自我营养管理的场所。随着我国国民整体文化水平和科技素养的日益提高,我国家庭营养管理在整个营养管理中的作用也会越来越重要,扮演的角色也会越来越多。现在家庭营养管理的主要内容包括:①患者养成良好的生活习惯,遵从健康的生活方式是家庭营养管理最重要的内容, 更是营养预防的核心内容,具有疾病的一级预防及三级预防作用。②口服营养补充(ONS)。家庭营养管理的一个重要内容就是 ONS。研究发现,ONS 可以有效预防营养不良、节省医疗费用、促进疾病康复。每天通过 ONS 补充 400~600 千卡热量,可以更好地发挥作用。③备忘录。家庭营养管理的另一个重要内容是学会记录,每周记录患者的体重,每日记录患者的摄食量、大小便,每次记录饮食、ONS 后的不适症状和不良反应。良好的记录有助于医务人员及时准确判断患者的营养状况和疾病状态。记录的内容不仅仅局限于营养状况,还包括生命体征等。非自主性体重丢失、持续性食欲下降及摄食量减少时,应该及时到社区卫生服务机构或医院就诊。④运动。运动是个体营养管理的重要内容。研究发现,运动是预防疾病、治疗疾病(包括肿瘤)的有效措施。具体要求是每天 30~60 分钟、每周 5 次的中等强度运动。良好的运动习惯有助于减少疾病、促进康复、强身健体。

▮▮▶ 咖啡与茶应该如何选择?

咖啡与茶都是我们在日常生活中经常会用来提神的饮品,那么从肿瘤防治的角度,哪种饮品更加健康呢?

过去人们常认为,咖啡对健康有害。虽然喝咖啡能够提神,却常常需要加入很多糖、牛奶或奶油,使得咖啡热量较高,十分不健康。但是研究显示,与不常喝咖啡的人相比,常喝咖啡者患脑癌的概率较低。具体来说,如果每天喝 100 毫升以上的咖啡,患神经胶质瘤的概率会降低34%。平均每天喝咖啡 4 杯以上的妇女比每天喝咖啡不到 1 杯的妇女患乳腺癌风险要小。每天喝咖啡 4 杯以上的妇女,患子宫内膜癌的风险要比未饮用者低约 50%,每天喝咖啡 3 杯以上者与每天喝咖啡不足 1 杯者(也不喝茶)相比,患肾癌的风险要低 16%。

茶叶中发挥生物活性的主要成分为儿茶素,茶叶能够抗癌,主要由于儿茶素抗氧化和清除自由基的作用。自由基,尤其是活性氧自由基在复杂的多阶段癌变过程中起重要作用,在癌的诱导和促进阶段均有自由基参与,可引起基因突变而致癌,也可使前致癌物转变成终致癌物,导致细胞分裂异常而致癌。研究表明,化学致癌物和促癌剂可产生能导致 DNA 损伤和染色体断裂的活性氧自由基。因此,具有减少自由基形成和清除自由基作用的抗氧化剂,具有抗肿瘤作用。对饮茶与抗癌的研究显示,茶叶尤其是绿茶对促发致癌物有明显抑制作用,能抑制血管生成,诱导癌细胞凋亡。流行病学研究表明,长期饮用绿茶可以减少多种癌症的发生,包括前列腺癌、胃癌、肺癌、食道癌、肝癌、肠癌、乳腺癌、皮肤癌等。

但需要注意的是咖啡与茶均含有咖啡因,研究发现,咖啡因有提神的功效主要是咖啡因抑制了腺苷酸的嗜睡作用。不管你在一天中的什么时间饮用,对睡眠均会有抑制作用,因为咖啡因的半衰期为 8 ~ 14 小时。所以,无论是咖啡还是茶都具有一定的抗癌作用,但饮用都需适量。

▶▶ 隔夜菜会致癌吗?

隔夜菜就是放置了一夜的菜,许多人认为隔夜菜中含有大量的亚硝酸盐,能够致癌。

事实上,炒熟的菜里有油、盐等成分,时间久了,菜里的维生素都氧化了,使得亚硝酸含量大幅度增高,进入胃后变成亚硝酸盐,亚硝酸盐虽然不是直接致癌的物质,但却是健康的一大隐患。亚硝酸盐进入胃之后,在特定条件下会生成一种称为 NC(N– 亚硝基化合物)的物质,它是诱发胃癌的危险因素之一。这样的过程跟隔不隔夜无关,只跟保存条件有关。最后菜中会有多少亚硝酸盐产生,首先取决于蔬菜本身,其次是做熟的蔬菜在什么样的条件下保存,第三才是保存了多长时间。

不仅是炒熟的隔夜菜,储藏蔬菜中亚硝酸盐的生成量也会随着储藏时间延长和温度升高而增多,而如果将蔬菜放在冰箱中冷藏(2℃ ~ 6℃),则其亚硝酸盐的增加较少。此外,植物的生长必须要有氮肥,植物吸收环境中的氮,通过复杂的生化反应最终合成氨基酸。在这个过程中,生成硝酸盐是不可避免的一步。在植物中有一些还原酶,可以把一部分硝酸盐还原成亚硝酸盐。

所以我们所有的饮食,包括水、肉、蔬菜、水果等,都不可避免地含有硝酸盐和亚硝酸盐。根据统计,在正常饮食中,蔬菜是硝酸盐最主要的来源,而亚硝酸盐往往跟硝酸盐的转化相关。在植物性食物中,又以绿叶蔬菜中的含量最高。

实际上,大家完全没有必要谈"亚硝酸盐"色变,只要亚硝酸盐含量在一定范围之内,食物中的亚硝酸盐就不会引起健康风险。微量的亚硝酸盐甚至可通过转化成一氧化氮,对健康有益。

所以比起菜是否隔夜,我们应该更加关注食物储藏的条件以及时间。即便有"可怕"的亚硝酸盐,剩饭剩菜的致癌甚至致死风险也绝不是一顿餐饭吃出来的。只有长期、大量食用保存时间太长的饭菜,才有必要担心亚硝酸盐的摄入量问题。

▮▶ 吃烫食更有利于健康吗?

一些传统的观点认为吃烫食比所谓生冷食物更加有利于健康,实际上,不管是口腔,还是食管内壁、胃肠道黏膜上皮,都由黏膜组成的,十分娇嫩,正常的耐受温度也就是 40℃~60℃,如经常遭受到 50℃~60℃,甚至 60℃以上的热刺激,就容易发生损伤,更可能烫伤。烫伤通常表现为水肿、充血,甚至黏膜下的组织发生改变,最终诱发食管癌。

我国幅员辽阔,不同地区的饮食习惯各有差异,潮汕人喜欢喝茶、四川人喜欢吃火锅,然而,这两个地方都是食管癌高发的区域。究其原因,是因为常年吃过烫的食物,导致食管黏膜不断地烫伤,修复,再烫伤,再修复,在这样反复的过程中就可能诱发食管癌。

食管癌是常见的消化道肿瘤。据统计,全世界每年约有 30 万人死于食管癌,我国更是食管癌的高发地区,全国每年因食管癌死亡的人数大约有 15 万。特别是广东潮汕地区,是食管癌的高发地区。潮汕人喜欢喝滚烫的工夫茶、浓郁黏稠的砂锅粥,吃新鲜出炉的煎炸小吃,这些长期形成的饮食习惯,却会增加食管癌的风险。

因此,食物温度应适宜,避免食用过烫的食物,也不宜吃过多的生冷饮食,尤其对于有基础胃肠疾病的人群来说更应格外注意。

▶▶ 肿瘤患者出院后应该怎样进行家庭康复?

肿瘤患者出院后的家庭康复至关重要,不亚于临床抗肿瘤治疗,因为患者更多的时间是在家里。具体康复原则有如下几条。

首先,不要自责。很多肿瘤患者,尤其是年轻肿瘤患者几乎都会问同样一个问题:"我是如此的善良,为什么让我患肿瘤?"如此的想法只会带来三个心理结果:一是愤愤不平,二是无限自责,三是极度悔恨。实际上,肿瘤的发病原因至今仍未查明,只知道它是环境因素、生活方式、遗传因素共同作用的结果。

第二,学会乐观。疾病缠身,的确是非常不幸的。但是,世界上比肿瘤患者更加不幸的人比比皆是,患者一定要增强自己的生活勇气。有人说"三分之一的肿瘤患者是被吓死的",此说有一定的道理。实际上肿瘤并没有想象的那么可怕,有很多患者以实现带瘤生存。既来之,则安之,坦然面对最好。治疗肿瘤既靠医生,更靠自己,治疗肿瘤既靠药物,更靠意志。

第三,及时治疗。手术、放疗、化疗都比较辛苦,但是,这都是目前治疗肿瘤的最好方法。为了避免长痛,不妨忍受短痛。实际上,肿瘤手术与普通手术几乎没有差别,它的创伤不会更大,对人体的影响也不会更多。放疗、化疗的确会有一些副反应,但并非不能忍受。虽然有一些患者未能坚持,但是更多的患者完成了治疗。化疗的副作用一般在治疗后数小时内出现,5 天左右消失,出现快,消退也快。放疗的副作用出现较晚,持续时间也较久。对肿瘤治疗,要避免两种心态。一是太轻视,认为自己现在没事,能吃能喝,行动自如,不像患者,不治疗没有关系。对此,请把眼光放远一些,把未来看长一些,现在没有事情,并不是肿瘤不存在,而是其有一个发展过程,等到出现很多症状时再来治疗,就可能为时已晚。二是太重视,认为手术越大越好,切得越多越好,认为化疗或放疗越久,肿瘤细胞就越少,所以主动要求医生增加疗程、增加剂量。这两种心态都是不利于病情恢复的。治疗方案不妨多听听不同医院、不同专家的意见,然后再做选择与决定。

第四,重返社会。肿瘤治疗的一个重要内容是心理治疗。重返社会,即回到治疗前的工作中去,回到治疗前的生活中去。很多患者发现肿瘤后就停职在家中休息,患者家属出于关心,也要求亲人辞职回家,其结果是恰得其反,反而不利于患者。回到正常的工作、生活中去,一个重要目的就是通过正常的工作、生活,转移患者对肿瘤的注意力,暂时忘掉自己是肿瘤患者。在生活中培养自己的兴趣,为自己设立一个目标,把自己的注意力集中在自己感兴趣的地方,也有助于肿瘤康复。但是,重返工作岗位要注意劳逸结合,太重的体力劳动、太大的工作压力、太强的职业挑战对肿瘤患者同样是不利的因素。

第五,按时复诊。良、恶性肿瘤的最大区别在于,恶性肿瘤治疗后会复发(原地死灰复燃)和转移(异地新长出来),而良性肿瘤没有这个现象。所以,恶性肿瘤治疗(包括各种治疗)后,要定期复查,以求早期发现复发和转移情况,以便及时治疗。研究发现,手术后的肿瘤复发与转移,80%发生在术后 3 年内,15%发生在术后 4~5 年,5%发生在术后 5 年后。所以,医学上一般要求手术后前 3 年,每个 3 月复查 1 次;手术后4~5 年,每 6 个月复查 1 次;手术 5 年后,每 12 个月复查一次。由于肿瘤手术后远处转移一般多于局部复发,所以在复查时应该把重点放在最常转移的部位,如胃肠道肿瘤手术后的肝、肺是重点检查部位。肿瘤转移、复发时,生物化学参数(如肿瘤标志物)一般升高在先,形态学改变在后。一般情况下,肿瘤标志物升高 3~6 个月后才会出现形态学改变,所以,对形态学检查的阴性结果要有一个客观的态度。体重是每次复诊时一定要观察的重要参数,体重进行性下降是一个不良预兆。

第六,加强营养。肿瘤患者的营养支持包括家庭日常饮食及医院的专业营养治疗。研究发现,50%左右的肿瘤与日常饮食有关,消化道肿瘤与饮食的关系更加密切。在日常生活中,要注意减少热量和脂肪摄入,增加果蔬和谷物摄入。

第七，积极运动。运动对肿瘤患者有多方面的帮助，包括减轻过多的体重、改善代谢状况、提高免疫功能、防止肌肉减少、减轻治疗不良反应、提高生活质量、延长生存时间等，对乳腺癌、结直肠癌、前列腺癌的效果更加显著。2010 年美国运动医学学院推荐，肿瘤患者每周至少进行 5 次中等强度至剧烈的运动，每次 30~60 分钟。但是要根据患者的体力状态及肿瘤分期情况进行，每周至少一次 30 分钟以上的中等强度的运动是最低要求。日常基本体力活动不能代替体育运动。快步走是较好的运动选择，其基本要求有两个：一是快，普通的散步是没有作用的，或者说作用不大；二是长，时间不短于 30 分钟，否则达不到效果。快步走的作用包括：①增加能量消耗，直接体现的是出汗；②促进胃肠道运动，最佳表现是运动后有助于排便。

第八，改变习惯。肿瘤是一种生活方式相关性疾病，通过改变生活习惯可以帮助预防肿瘤。烟草对肿瘤患者有百害而无一利，要予以严格控制。饮酒与肾癌、肝癌、乳腺癌、头颈部肿瘤等多种肿瘤的发病率密切相关，对头颈部肿瘤患者的预后更是具有直接的负面作用，所以头颈部肿瘤患者一定要戒除饮酒。少量饮酒有助于改善心血管疾病症状，对于伴有严重心血管疾病的肿瘤患者仅允许少量饮酒，但并不是提倡饮酒。没有心血管疾病的肿瘤患者最好不饮酒。绿茶是国际公认的健康饮品，其中的茶多酚具有多方面的保健作用，如抗炎症、抗氧化、改善代谢等，对肿瘤患者具有重要的保护作用。但绿茶的茶多酚具有刺激胃酸分泌的作用，空腹饮茶可能会引起胃痛，所以推荐饭后喝茶。茶多酚还有兴奋作用，晚上饮茶可能影响睡眠，故建议白天饮茶。

参考文献

[1]江波.生酮饮食在肿瘤治疗中的应用.实用临床医药杂志,2019,23(14):1–6.

[2]杨蕾,张丹.多种维生素在恶性肿瘤防治方面研究进展.临床军医杂志,2020,48(3):359–360.

[3]方森.膳食纤维之于肿瘤:诱发还是预防[J].肠外与肠内营养,2019,26(01):24–25.

[4]石汉平,蔡丽雅.肿瘤营养代谢调节治疗.肿瘤综合治疗电子杂志,2019(1):83–86.

[5]吕家华,李涛.肿瘤营养治疗不是消极的姑息治疗.中国医学前沿杂志(电子版),2020,12(1):8–12.

[6]刘睿,李迪,李勇.人参皂苷药理作用研究进展.中国食物与营养,2017,23(10):68–72.

[7]李晓琴,王竹.亚麻籽抗肿瘤作用研究进展[J].卫生研究,2012,41(02):349–352.

[8]郁飞,贾平,朱海杭.红肉及加工肉制品与结直肠息肉发病相关性的研究进展.国际消化病杂志,2017,37(3):148–150.

[9]崔久嵬,等.肿瘤免疫营养治疗指南.肿瘤代谢与营养电子杂志,2016,3(4):224–228.

[10]张多强,辛国军.枸杞多糖抑制SMMC-7721肝癌细胞的VEGF表达、迁移与侵袭.中国组织化学与细胞化学杂志,2019,28(1):26–31.

[11]韩永红,刘兴祥.枸杞多糖促进大鼠肝癌组织细胞的凋亡.现代食品科技,2020,36(2):7–11.

[12]江国虹,等.天津市男性恶性肿瘤患者的发病特征与吸烟情况分析.中国肿瘤,2018,27(1):31–35.

[13]唐小丽,等.肿瘤患者的医院–社区–家庭营养管理模式在县–乡–村的探索与实践.中国医学前沿杂志(电子版),2020,12(3):52–57.

[14]石汉平,等.营养管理新模式–HCH.肿瘤代谢与营养电子杂志,2015(3):23–26.

防癌抗癌新媒体科普平台

一、网站

1. 中国抗癌协会：

   http://www.caca.org.cn/

2. 中国抗癌协会肿瘤防治科普平台：

   https://www.cacakp.com/

3. 中国抗癌协会神经肿瘤专业委员会：

   http://www.csno.cn/

4. 甲状腺肿瘤网：

   http://www.thyroidcancer.cn/

5. 中国抗癌协会肿瘤标志专业委员会：

   http://tbm.cacakp.com/

6. 中国肿瘤营养网（中国抗癌协会肿瘤营养专业委员会）：

   http://cancernutrition.cn/ainst-1.0/

7. 中国抗癌协会肿瘤心理学专业委员会：

   http://www.hnca.org.cn/cpos/

二、新媒体平台

1. 中国抗癌协会官方 APP

2. 中国抗癌协会科普平台（微信公众号）

3.中国抗癌协会科普平台(今日头条)   4.中国抗癌协会科普平台(微博)

5.中国抗癌协会科普平台(学习强国)   6.中国抗癌协会科普平台(人民日报)

7.中国抗癌协会科普平台(网易新闻)   8.中国抗癌协会科普平台(新华网客户端)

9.中国抗癌协会肿瘤防治科普平台   10.中国抗癌协会科普平台(人民日报健康客户端)

11.CACA 肿瘤用药科普平台   12.CACA 早筛科普平台

与医生一起

做家庭健康卫士

我们为阅读本书的你，提供以下专属服务

用药指南
随时查询药品说明书
及注意事项

交流社群
寻找一起阅读的
朋友

读书笔记
边读边记，好记性
不如烂笔头

在线复诊
在家中与医生对话，
进行在线复诊

扫码获取健康宝典